AF501696

MÉMOIRE

SUR LES

APPLICATIONS DANS L'ÉCONOMIE DOMESTIQUE

DE

LA GÉLATINE

EXTRAITE DES OS AU MOYEN DE LA VAPEUR;

PAR M. A. DE PUYMAURIN,

DIRECTEUR DE LA MONNAIE ROYALE DES MÉDAILLES.

Lu à la Société d'Encouragement dans sa séance du 25 mars 1829.

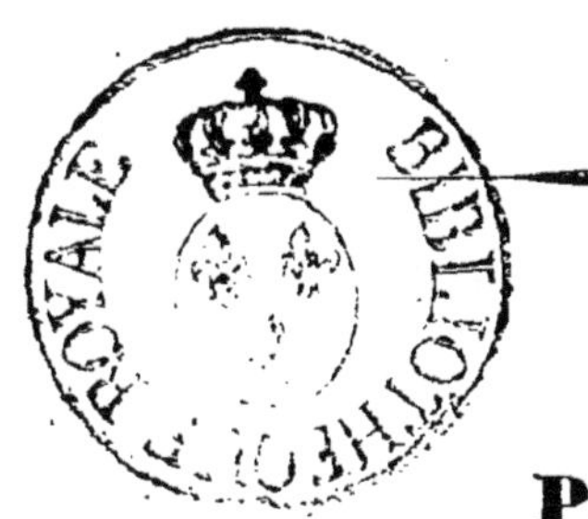

PARIS,

MADAME HUZARD (NÉE VALLAT LA CHAPELLE),

IMPRIMEUR-LIBRAIRE, RUE DE L'ÉPERON, n°. 7.

1829.

MEMOIRE

SUR LES

APPLICATIONS DANS L'ÉCONOMIE DOMESTIQUE

DE

LA GÉLATINE EXTRAITE DES OS

AU MOYEN DE LA VAPEUR (1).

Papin est le premier physicien qui, en 1681, s'occupa du moyen d'extraire des os une substance alimentaire. Son appareil, modifié de diverses manières, a reçu les plus importantes applications dans l'industrie; il a été peu employé dans l'économie domestique : les dangers qu'il pouvait offrir le classèrent au nombre des instrumens de laboratoire plus propres à des recherches scientifiques qu'à un usage journa-

(1) Ce Mémoire, joint à celui que vient de publier sur le même sujet M. *D'Arcet*, membre de l'Académie des Sciences, et dont nous venons de donner un extrait qui nous a été communiqué par M. *Hachette*, formera un volume, qui sera vendu au profit des ouvriers de la Monnaie royale des médailles. A Paris, chez Madame *Huzard*, imprimeur-

lier (1). Ce n'est que vers la fin du dix-huitième siècle et le commencement du dix-neuvième

---

libraire, rue de l'Éperon-Saint-André-des-Arts, n°. 7; chez *Béchet* jeune, libraire, place de l'École de Médecine, n°. 4, et à la Monnaie des médailles, rue Guénégaud, n°. 8.

(1) *Papin* se servait de la machine connue sous le nom de *digesteur* ou de *machine à Papin*. Il mesurait le degré de chaleur au moyen de la tension qu'éprouvait une soupape et le rapport du poids dont elle était chargée avec la surface de l'orifice du trou. Il parvint ainsi à évaluer exactement la pression produite dans son appareil et à déterminer son rapport avec celle de l'atmosphère. Il chercha ensuite le rapport qui pouvait exister entre cette même pression et le temps nécessaire à l'évaporation d'une goutte d'eau placée à la partie supérieure de son digesteur. Un pendule lui servait à mesurer le temps, et le nombre de ses oscillations était en raison inverse de la pression. Il mettait dans son appareil une quantité d'eau à peu près égale en poids à celle des os. Une partie de l'eau formait de la vapeur, et le reste montait à une haute température. Ce procédé offrait un danger continuel pour l'opérateur *, et l'in-

* *Papin* avait inventé la soupape de sûreté, comme on le voit plus haut : le peu de capacité de son digesteur et sa soupape ont pu prévenir beaucoup d'accidens; mais l'expérience acquise depuis cette époque ne permet pas de douter que son digesteur, construit sur une grande échelle, ne serait une machine fort dangereuse. *Papin* avait introduit dans son digesteur une modification qui a le plus grand rapport avec celle qu'on lui a donnée il y a quelques années dans le vase connu sous le nom d'*autoclave*.

que l'on a cherché des moyens moins compliqués pour utiliser les principes nutritifs que *Papin* avait découverts (1). Déjà des ébullitions prolongées avaient offert des résultats satisfaisans lorsque M. *D'Arcet*, enlevant, par des acides, les sels calcaires qui font partie des

---

convénient de provoquer la formation d'une certaine quantité d'ammoniaque, de savon, de chaux, etc., et d'altérer ainsi la qualité de la gélatine. *Papin* s'en était aperçu ; car il dit en parlant de la corne de cerf, *qu'après avoir fait cinq fois son poids de gelée, elle se change encore presque toute en substance fort semblable à du fromage, et dont on ne saurait manger qu'en petite quantité* *.

(1) Parmi les recherches faites à cette époque on doit remarquer les travaux de MM. *Grenet*, *D'Arcet* père, *Proust, etc.*; enfin les nombreuses publications de M. *Cadet de Vaux*.

« *Je voulus en faire un autre*, dit-il (page 14), *fermé sans vis par* » *le moyen d'une grande soupape ovale, qui peut pourtant s'ôter* » *tout à fait à cause de sa figure ovale, etc..... J'y ai cuit les* » *plus gros os de bœuf sans brûler la viande.... Si l'on faisait cette* » *machine avec une soupape assez forte pour pouvoir la garnir de* » *papier, cette manière vaudrait bien l'autre; on serait assuré* » *que plus la pression serait forte au dedans, tant plus fort la sou-* » *pape serait fermée.* »

* Ce passage, ainsi que tous ceux qui sont cités dans ce Mémoire, sont extraits de l'ouvrage de *Papin*, intitulé : *La Manière d'amollir les os et de faire cuire toutes sortes de viandes en fort peu de temps et à fort peu de frais.* Chez *Henry Desbordes*, à Amsterdam, en MDCLXXXVIII.

os, créa le nouvel art d'en extraire la gélatine. C'était rendre un service important à l'humanité, à l'économie domestique, et acquérir un titre à la reconnaissance publique. Ce savant prit ensuite un brevet d'invention et de perfectionnement pour un procédé de l'extraction de la gélatine des os par la vapeur, et ce sont les résultats de l'application de ce procédé qui feront le sujet de ce Mémoire (1).

---

(1) La durée de ce brevet d'invention et de perfectionnement, en date du 7 mars 1817, est expirée.

M. *D'Arcet* emploie par des moyens différens le même agent que *Papin* pour retirer des os des substances alimentaires. De sages précautions font disparaître les causes d'un accident. La tension ou la température de la vapeur ne peut varier que fort peu, et elle est calculée de manière à enlever aux os leur graisse et leurs principes nutritifs sans pouvoir former d'ammoniaque, etc.; enfin tous les phénomènes qui ont lieu sont expliqués, les accidens sont prévus et les moyens d'y remédier sont également indiqués. (Voyez les *Annales de l'industrie*, février 1829.)

On trouve dans le *Register of the Arts and Sciences* (vol. III, page 313, 1826) et dans le *Bulletin* de la Société d'Encouragement, vingt-deuxième année (1823), p. 74, les détails du procédé employé par *Charles Yardley* pour extraire la gélatine des os. Il se sert d'une grande sphère ou globe en tôle ou en fonte : les os sont placés dans l'intérieur, et une grille les empêche d'arriver dans la partie

La préparation par les acides ne pouvait avoir lieu qu'en grand, dans une usine spéciale et par l'emploi de diverses manipulations : le choix des os, les soins qu'exigeaient la propreté et la salubrité, tout en un mot reposait sur la confiance que pouvait inspirer le chef de l'établissement et sur sa plus ou moins grande aptitude; et quoique les matières premières eussent disparu pour se transformer en produits nouveaux, la masse des consommateurs ne pouvait vaincre une défiance qui paraissait en

---

inférieure. Cette sphère roule sur deux tourillons; un d'eux est creux et sert de conduit à la vapeur : son mouvement de rotation met constamment les os en contact avec la gélatine, au fur et à mesure qu'elle se forme. On la retire ensuite par un robinet placé au dessous de la grille; on la verse de nouveau dans la sphère après l'avoir dégraissée, et on l'y laisse jusqu'à ce qu'elle ait acquis le degré de concentration convenable. *Charles Yardley* la clarifie ensuite avec un peu d'alun, et en forme des tablettes qu'il fait sécher à l'air. La pression de la vapeur est de 15 livres par pouce anglais; ce qui répond à peu près à 8 dixièmes et demi d'atmosphère.

Ce procédé me paraît avoir le grave inconvénient de combiner avec la gélatine une très grande quantité de phosphate et de carbonate de chaux : le froissement continuel des os entre eux et contre les parois de la sphère doit inévitablement amener ce résultat.

partie fondée. Des motifs puissans luttaient contre le succès de cette découverte, et ils concouraient tous à fortifier la répugnance que devait inspirer une substance dont les premiers élémens pouvaient provenir de tant de sources diverses. Cependant ces préjugés s'affaiblissaient de jour en jour lorsque des circonstances entièrement étrangères en ont arrêté le développement.

Le nouveau procédé fait disparaître les manipulations compliquées qu'exigeait l'emploi des acides; il est à la portée de tous, peut être établi partout, et le même appareil peut utiliser le produit au fur et à mesure de sa formation : la gélatine obtenue par la vapeur est en dissolution dans l'eau, elle est employée directement à sa sortie des cylindres, et l'on peut à volonté varier le titre du liquide et le porter à la consistance des gelées. Ce produit se fait sous les yeux du consommateur; il a pu choisir les os, les laver, connaître leur origine; aucune substance acide ne peut plus exciter ses craintes; le consommateur devient producteur, et il peut proportionner ses précautions et ses recherches à la délicatesse de son goût : dès lors toute répugnance, tout dégoût, toute objection doivent cesser, toute manipulation a disparu.

Les dépenses sont l'achat des os et la production de la vapeur, objets si minimes, que le prix du demi-litre de substance alimentaire non aromatisée (valeur de la graisse non déduite) ne coûte que 0,83 centièmes de centime; tandis que par l'emploi de la gélatine en tablettes la même quantité coûterait 5 centimes environ.

Ce nouveau procédé offre à l'humanité une nourriture saine, d'une préparation facile et qui prévient toute répugnance; il peut procurer à l'économie domestique des ressources inconnues et incalculables (1); il offre aussi à la bienfaisance le moyen de multiplier ses secours.

Ce procédé est essentiellement applicable aux hôpitaux, aux bureaux de distribution de secours en nature, aux fabriques, aux corps militaires sédentaires; il peut même être employé dans les villes de garnison, les équipages des vaisseaux, les ateliers de la marine, en un mot dans toutes les réunions d'hommes que leur position sociale oblige à rechercher les moyens les plus économiques.

Avant d'examiner le mode le plus convena-

---

(1) La viande de boucherie seule fournit, à Paris, 10 millions de kilogrammes d'os; ce qui donne huit cent mille bouillons par jour environ.

ble pour ces diverses applications, je crois devoir rendre compte de celle que j'ai faite moi-même et des résultats que j'ai obtenus. J'examinerai ensuite la question sous le rapport sanitaire et sous le rapport moral; je terminerai cet exposé par des considérations générales et par la description d'un appareil que j'ai construit, et dans lequel, tirant parti de toutes les connaissances acquises, je me suis efforcé de réunir les conditions que la salubrité, la sûreté, l'économie, la propreté, le défaut d'emplacement, etc., m'imposaient impérieusement.

Les relations d'amitié que je m'honore d'avoir avec M. *D'Arcet* m'ont mis à même, dès le principe, de m'occuper de l'application de ce procédé. Placé sous ce rapport d'une manière avantageuse, je me rendis compte du parti que je pourrais en tirer pour améliorer la position des ouvriers de la Monnaie des médailles : tout était à créer, et cela était d'autant plus difficile, que les préjugés existans contre la gélatine déjà dans le commerce, la défiance naturelle d'une certaine classe contre les innovations qu'elle n'est pas à même d'apprécier, enfin les ressources des ouvriers eux-mêmes, présentaient plus d'obstacles.

Les circonstances me secondant, je hasardai

les premières ouvertures : je développai peu à peu mon projet, j'annonçai les résultats ; et quand je fus assuré de trouver une bonne volonté assez générale, je fis faire des soupes et des ragoûts pour ceux qui me paraissaient le mieux disposés. Ces alimens furent trouvés bons et dégustés par le plus grand nombre. J'augmentai de jour en jour mes distributions, et je les portai au point de suffire à la presque totalité des ouvriers ; je continuai à agir ainsi pendant plus de quinze jours ; je recevais des témoignages non douteux d'approbation, et je voyais cette innovation utile s'acclimater de jour en jour.

Quoique toutes ces distributions eussent été gratuites, je n'en avais pas moins tenu un compte exact de mes dépenses ; le résultat offrait 7 centimes environ par tête et par jour : pour cette somme chacun avait eu un demi-litre de bouillon, pour tremper la soupe à neuf heures, et un demi-litre de ragoût de légumes (choux, haricots, lentilles, pommes de terre, etc.), à deux heures.

Je les engageai alors à s'organiser en ordinaire, comme font les soldats, et à prendre dans l'intérieur de l'établissement, une nourriture saine, succulente et dont le prix était si modique. J'établis un parallèle entre les alimens qu'ils prenaient à l'auberge et ceux qui leur étaient offerts ; entre les dépenses nécessitées précédemment pour leur nourriture et les économies qu'ils pouvaient désormais réaliser. L'ordinaire s'organisa, et son premier acte constitutif fut de nommer son cuisinier (1). On régla ensuite les tours de corvée, l'heure à laquelle elle serait faite et le mode à suivre dans les distributions. J'ai, dans tous les détails de cet établissement, évité d'employer d'autre moyen que la persuasion ; je me suis appliqué à faire naître les diverses impulsions, que j'avais soin de diriger pour arriver plus sûrement à mon but.

Chaque homme en entrant à l'ordinaire reçoit un numéro ; ce numéro sert à établir les tours de corvée et l'ordre de la distribution ; la corvée est pour la journée et se fait aux heures des repas. Le matin on prépare les légumes pour le ragoût de deux heures ; et à deux

---

(1) L'expérience m'a appris que le choix du cuisinier, fait entre camarades, est une condition importante pour le succès, parce qu'un chef d'administration peut ignorer, sous le rapport sanitaire, beaucoup de détails qui ne peuvent rester cachés entre camarades.

heures, ceux qui sont destinés à la soupe du lendemain matin. Les numéros servent aussi à appeler les ouvriers au moment de la distribution, et l'on a soin de suivre leur ordre, de manière que celui qui a été servi le premier un jour soit le dernier le lendemain, l'avant-dernier le jour suivant et ainsi de suite. Chaque homme a un certain nombre de jetons marqués de son numéro : les uns sont en cuivre rouge, les autres en cuivre jaune. Les premiers représentent une ration, les autres une demi-ration. Il en résulte que chacun peut à sa volonté prendre une plus ou moins grande quantité de nourriture et ne paie que suivant sa consommation : un tronc, dont le chef d'atelier garde la clef, est placé dans le lieu des distributions, et chacun recevant sa ration met ostensiblement dans ce tronc le jeton ou les jetons représentant la quantité qu'il a reçue. On procède chaque samedi, en présence du chef d'atelier, au recensement des jetons et chacun les retire en payant leur valeur représentative, fixée d'après les dépenses de l'ordinaire pendant la semaine.

Les ouvriers peuvent consommer au dehors les alimens préparés dans l'intérieur et il leur est permis d'en prendre pour leur famille. Plusieurs ont adopté ce genre de vie économique, et les avantages de cette institution se répandent ainsi au dehors. Ceux qui logent fort loin peuvent même emporter le soir de la gélatine dissoute dans de l'eau, telle qu'elle sort des cylindres, et les préparations partielles ont lieu dans leur intérieur : cette mesure leur procure l'avantage de réaliser des économies le dimanche, ou du moins de diminuer la quantité du bœuf bouilli, et donne aux familles la facilité de varier alors leurs mets.

Je crains que tous ces détails ne paraissent trop longs, trop minutieux; j'ai cru cependant qu'il était important de les donner : je marchais dans une route nouvelle, entièrement inconnue; de nombreuses difficultés se sont présentées; chaque jour amenait de nouvelles observations, j'ai dû tirer parti de celles qui étaient fondées, satisfaire tous les intérêts, qui sont peut-être d'autant plus exigeans, que leur importance réelle est moindre.... Je suis parvenu par ces moyens au but que je me proposais; j'ai pensé qu'il était utile de les indiquer, afin que mon expérience ne fût pas perdue pour les propriétaires de fabriques et les personnes qui par un motif de charité chrétienne voudraient mettre les classes indigentes à même de profiter de cette précieuse découverte.

Je crois utile de donner les prix détaillés de la soupe et de divers alimens au moyen desquels on peut varier la nourriture. Ces prix sont établis d'après une expérience de deux mois (février et mars) et les observations les plus exactes. Il n'est pas inutile de remarquer que ces prix ont été calculés pour une saison où la rareté des légumes contribue beaucoup à les augmenter (1).

---

(1) La main-d'œuvre et le combustible n'y sont pas compris, parce que le travail se fait, comme je l'ai dit, par corvée, et que l'appareil est construit de manière à n'exiger aucune surveillance. Une base générale peut servir à évaluer la consommation du combustible; on doit compter un kilogramme de houille ou de charbon de bois par 5 ou 6 litres d'eau volatilisée. On peut évaluer la main-d'œuvre d'une femme avec sa nourriture à 1 fr. 25c.; mais je dois faire observer que, pour 1 fr. 25 c., on pourrait faire préparer une quantité d'alimens quatre fois plus considérable que ceux qui sont journellement consommés à la Monnaie des médailles.

Prix de la soupe.

DÉTAILS.	Prix.	Pour 60 personnes.	Par tête ou demi litre.
	f. c.	f. c	c. cent.
Gélatine de 2 kilogr. ½ d'os. . . .	» 50		
Poireaux.	» 15		
Panais.	» 05		
Navets ou choux.	» 10		
Carottes, etc.	» 20	1 80	3
Sel et poivre.	» 25		
Caf. de chicor. remplaç. l'oign. brûl.	» 05		
Accessoires divers (1).	» 50		
Ragoût de pommes de terre.			
	f. c.	f. c.	c. cent.
2 boiss. ou 24 lit. de pom. de terre.	1 »		
2 kilogr. ½ d'os.	» 50		
Sel et poivre.	» 25		
Thym et laurier.	» 05	2 60	4 33/100
Graisse fournie par les os.	» »		
Oignon et ail.	» 25		
Caf. de chicor. remplaç. l'oign. brûl.	» 05		
Accessoires divers.	» 50		

(1) Sous la dénomination d'accessoires divers sont compris les clous de girofle ou autres épices, etc., objets qui peuvent varier suivant le goût des consommateurs.

Ragoût de haricots.

DÉTAILS.	PRIX.	POUR 60 PERSONNES.	Par tête ou demi-litre.
	f. c.	f. c.	c. cent.
10 litres de haricots.	2 »		
2 kilogr. 1/2 d'os	» 50		
Sel et poivre.	» 25		
Thym et laurier.	» 05		
Graisse fournie par les os.	» »	3 60	6
Oignon et ail.	» 25		
Café de chicor. remplaç. l'oign. brûl.	» 05		
Accessoires divers.	» 50		

Ragoût mi-parti de pommes de terre et haricots.

DÉTAILS.	PRIX.	POUR 60 PERSONNES.	Par tête ou demi-litre.
	f. c.	f. c.	c. cent.
1 bois. ou 13 litr. de pom. de terre.	» 50		
5 litres de haricots.	1 »		
2 kilogr. 1/2 d'os.	» 50		
Sel et poivre.	» 25		
Thym et laurier.	» 05	3 10	5 17/100
Graisse fournie par les os.	» »		
Oignon et ail.	» 25		
Café de chicorée.	» 05		
Accessoires divers.	» 50		

Ragoût aux choux.

DÉTAILS.	PRIX.	POUR 60 PERSONNES.	Par tête. ou demi-litre.
	f. c.	f. c.	c. cent.
Huit choux.	1 20	2 70	4 50/100
2 kilogr. 1/2 d'os.	» 50		
Sel et poivre.	» 25		
Graisse fournie par les os.	» «		
Oignon et ail.	» 25		
Accessoires divers.	» 50		

Ragoût mi-parti de pommes de terre et choux.

	f. c.	f. c.	c. cent.
Quatre choux.	» 60	2 35	3 91/100
1 bois. ou 12 lit. de pom. de terre.	» 50		
2 kilogr. 1/2 d'os.	» 50		
Sel et poivre.	» 25		
Graisse fournie par les os.	» »		
Accessoires divers.	» 50		

Ragoût mi-parti de choux et haricots.

	f. c.	f. c.	c. cen
Quatre choux.	» 60	2 85	4 66/100
5 litres de haricots.	1 »		
2 kilogr. 1/2 d'os.	» 50		
Sel et poivre.	» 25		
Graisse fournie par les os.	» »		
Accessoires divers.	» 50		

Ragoût aux lentilles.

DÉTAILS.	PRIX.	POUR 60 PERSONNES.	Par tête ou demi-litre.
	f. c.	f. c.	c. cent.
10 litres de lentilles.	3 50	5 05	8 42/100
2 kilogr. 1/2 d'os.	» 50		
Sel et poivre.	» 25		
Graisse fournie par les os.	» »		
Thym et laurier.	» 05		
Oignon et ail	» 25		
Accessoires divers.	» 50		

Maçaroni ou vermicelle remplaçant le ragoût.

DÉTAILS.	PRIX.	POUR 60 PERSONNES.	Par tête ou demi-litre.
	f c.	f. c.	c. cent.
Vermic. à rais. de 100 gr. par rat.	4 20	5 45	» 80/100
2 kilogr. 1/2 d'os.	» 50		
Sel et poivre.	» 25		
Graisse fournie par les os.	» »		
Accessoires divers.	» 50		

Riz remplaçant le ragoût.

DÉTAILS.	PRIX.	POUR 60 PERSONNES.	Par tête ou demi-litre.
	f. c.	f. c.	c. cent.
Riz à raison de 100 gram. par rat.	3 60	4 90	8 17/100
2 kilogr. 1/2 d'os.	» 50		
Sel et poivre.	» 25		
Graisse fournie par les os.	» »		
Café de chicorée.	» 05		
Accessoires divers.	» 50		

Tableau général du prix de la soupe et du ragoût consommés par les ouvriers de la Monnaie royale des médailles.

DÉTAILS.	SOUPE. Pour 60 personnes.		SOUPE. Par tête.		RAGOUT. Pour 60 personnes.		RAGOUT. Par tête.		TOTAL. Pour 60 personnes.		TOTAL. Par tête.		OBSERVATIONS.
	francs.	centimes.	centimes.	centièmes de centime.	francs.	centimes.	centimes.	centièmes de centime.	francs.	centimes.	centimes.	centièmes de centime.	
Soupe.	1	80	3	»	»	»	»	»	»	»	»	»	Ces prix sont établis au mois de mars, époque de la plus grande cherté des légumes. Le prix du charbon et de la main-d'œuvre n'est pas compté. La quantité d'os employée représente la gélatine qu'auraient fournie, pour les deux repas, 37 kilogram. 500 gram. de viande. On verra plus tard qu'il est avantageux d'animaliser ces ragoûts autant que possible.
Ragoût de pommes de terre.	1	80	3	»	2	60	4	33	4	40	7	33	
Id. de haricots.	1	80	3	»	3	60	6	»	5	40	9	»	
Id. pommes de terre et haricots.	1	80	3	»	3	10	5	17	4	90	8	17	
Id. aux choux.	1	80	3	»	2	70	4	50	4	50	7	50	
Id. choux et pommes de terre.	1	80	3	»	2	35	3	91	4	15	6	91	
Id. choux et haricots.	1	80	3	»	2	85	4	66	4	65	7	66	
Id. lentilles.	1	80	3	»	5	05	8	42	6	85	11	42	
Id. macaroni ou vermicelle.	1	80	3	»	5	45	9	08	7	25	12	08	
Id. au riz.	1	80	3	»	4	90	8	17	6	70	11	17	
PRIX MOYEN.	1	80	3	»	3	62	6	03	5	42	9	03	

Le tableau précédent est établi d'après la quantité des matières premières employées. J'ai cru utile de vérifier son exactitude par le dépouillement du livre d'ordinaire. En voici le résultat :

L'ordinaire a reçu tant de divers que de la vente des rations de bouillon et ragoût, représentées par les jetons déposés pendant la semaine, et celles vendues à l'extérieur. . . . . 616 f. 40 c.

Son actif en argent, provisions et ustensiles est de. 440 45

Différence, ou dépense totale. 175 f. 95 c.

Il a été livré aux membres de l'ordinaire la quantité de mille six cent onze rations de bouillon et mille six cent onze rations de ragoût; mais dans ce nombre cinq cent soixante-seize rations de bouillon et ragoût ont été livrées gratuitement. Si elles eussent été payées à 5 centimes les deux (1), l'actif serait augmenté de 14 fr. 40 centimes.

(1) Quoique la valeur du bouillon et du ragoût soit au dessus de 5 centimes, les ouvriers ne paient que ce prix : la perte est supportée par les sommes diverses données à l'établissement de l'ordinaire.

Il en résulte donc que les rations de soupe et de ragoût ont coûté ensemble 10 cent. au lieu de 9 cent. 03 centièmes, portés à l'état précédent. Cette différence de 97 centièmes de centime paraîtra naturelle, si l'on considère que les rations vendues à divers et payées en argent ne figurent pas dans le nombre porté plus haut, puisque celles-ci n'ont été évaluées que d'après les jetons : les rations de ragoût non vendues ou non livrées sont toujours mises dans le bouillon du lendemain, sans que toutefois l'on tienne compte de cette augmentation de valeur.

On a vu que dans toutes ces évaluations ne sont pas compris la valeur du charbon, le prix de la main-d'œuvre et l'intérêt du capital de l'appareil. Je vais, pour compléter ce travail, indiquer ces diverses dépenses, en les calculant d'après celle nécessitée pour la nourriture de deux cents personnes.

75 litres de gélatine pour cent rations de bouillon et cent rations de ragoût (attendu l'espace occupé par les légumes) nécessiteront l'emploi de 15 kilogrammes de houille pour la génération de la vapeur et 5 kilogrammes pour la cuisson du bouillon et du ragoût. Ces 20 kilogrammes coûteront. . 80 c.

Report. . 80 c.

D'autre part.	80 c.
Prix de la main-d'œuvre d'une femme ou d'un manœuvre, nourriture comprise.	1 fr. 50
En évaluant l'appareil à 1200 fr. et en calculant l'intérêt à 10 pour cent, celui d'une journée sera. . »	33 c. 33 centièmes.
Total général de l'augmentation par jour. . . .	2 fr. 63 c. 33 centièmes.
Augmentation de la ration de bouillon et de ragoût.	1 c. 32 centièmes.
Le prix moyen, toutes dépenses comprises, deviendrait, d'après l'état précédent.	10 35
Si l'on veut même, pour éviter toute erreur, n'admettre comme positif que le résultat du dépouillement du livre d'ordinaire, ce prix ne pourra s'élever au dessus de.	11 c. 32 centièmes.

Il est bon de se rendre compte des dépenses

des ouvriers, afin de mieux apprécier les économies qu'ils sont à même de faire.

L'ouvrier prend habituellement sa nourriture dans des auberges; il fournit toujours son pain, en dispose une certaine quantité dans un bol de la capacité d'un demi-litre environ; l'aubergiste ne fournit que le bouillon, quelques légumes et un morceau de viande du poids de 50 à 60 grammes. Il n'est pas hors de propos de faire observer que cette viande provient, pour la plupart, des débris de table des restaurateurs, etc. Cette ration, appelée *ordinaire*, coûte 35 centimes; elle ne suffit pas pour la journée, et un ouvrier y supplée habituellement par du fromage et alimens accessoires, etc., qu'on peut évaluer à 10 cent. Le terme moyen de la dépense totale est donc, pain non compris, de 45 cent. D'après l'état précédent, il y aura 35 centimes 91 centièmes d'économie par jour.

Lorsqu'un ouvrier prendra à l'ordinaire intérieur de la fabrique où il est employé un nombre de rations suffisant pour sa famille, l'importance de son économie sera naturellement en raison du nombre de personnes qu'il aura à nourrir : en voici un exemple :

Un ouvrier de la Monnaie royale des médailles, dont la famille est composée de cinq personnes, dépensait, pour sa nourriture (pain non compris) du dimanche au mercredi inclusivement,

1°. 6 livres de viande à 45 cent. pour son bouillon.	2 fr. 70 c.
2°. Légumes, sel, etc.	» 20
3°. Alimens accessoires, tels que haricots, pommes de terre, salade, fromage, fruits, etc., à 20 c. par tête et par jour; ci pour quatre jours.	4 »
Total pour quatre jours. .	6 fr. 90 c.

D'après le nouvel état des choses :

1°. 2 litres et demi de bouillon chaque matin, et 2 litres et demi de ragoût à deux heures à 5 c. le demi-litre (1); pour quatre jours.	1 fr. » c.
2°. Une livre et demie de viande par jour, pour faire un ragoût ou mettre à la broche, etc., le soir, pour quatre jours, comme ci-dessus	2 70
Total pour quatre jours. . .	3 fr. 70 c.

(1) Voir la note de la page 21.

Économie par mois de vingt-six jours de travail. . . . . 17 fr. 80 c.

Id. par an (1). 213 60

Il est à remarquer que l'économie ne porte que sur les alimens accessoires de mauvaise qualité, remplacés par des alimens excellens, et que dans cette hypothèse la consommation de viande de 6 livres pour quatre jours reste la même.

Cette économie paraîtra bien plus importante, si l'on considère la position des ouvriers, dont les plus rétribués ne gagnent que 1050 fr.; on sentira que c'est le quart d'augmentation dans leur existence.

Je dois développer les moyens à employer pour obtenir des diminutions et recouvrer une partie de la valeur des os; je parlerai ensuite de l'avantage qu'il y aurait de n'employer que

---

(1) Si les alimens étaient payés non d'après l'état, page 20, mais d'après le prix de 11 centimes 32 centièmes, établi page 23, l'économie par an n'en serait pas moins de 151 fr. 32 centimes.

Si cette famille se nourrissait uniquement pendant la semaine de légumes fortement animalisés, et ne mangeait de la viande que le dimanche, elle pourrait prendre un nombre double de rations, et son économie serait de 271 fr. 60 c. (Voir la note, page 38.)

des dissolutions de gélatine concentrées, dût-on même augmenter le prix des rations.

Un établissement de ce genre, quoiqu'il doive être organisé de manière à ce que les rentrées couvrent les dépenses, ne peut prospérer et même s'établir, si l'on n'a créé un fonds de réserve destiné à faire des provisions, et à parer aux cas fortuits; il doit être calculé à raison de 15 à 20 fr. par homme. Si l'on est privé de cette ressource, on est obligé d'acheter au détail des légumes, etc., qui, passant par plusieurs mains, doublent et triplent de valeur avant d'arriver au consommateur. Sentant l'importance de cette précaution, je donnai l'exemple et je provoquai une souscription parmi les fonctionnaires de la Monnaie des médailles. M. le vicomte *de Larochefoucauld,* directeur général des Beaux-Arts, ajouta 100 fr. à la somme déjà en caisse. M. le baron *de la Bouillerie,* intendant général de la Maison du Roi, ayant eu indirectement connaissance de l'établissement que je formais, me fit appeler. Ce ministre, frappé des avantages qu'offrait cette institution, m'autorisa à lui présenter un rapport; et sur sa proposition, le Roi, dont la bonté et la bienveillance paternelles s'étendent sur toutes les choses utiles, a ajouté au nombre de ses bienfaits une rente annuelle de 300 fr. J'ai pu dès lors acheter des légumes en gros, réaliser de fortes économies, passer un marché pour la fourniture des os, donner des dissolutions de gélatine concentrées, établir dans les prix une fixité que n'admettait pas la différence des saisons ou le haut prix de certains légumes. J'ai pu aussi établir des primes d'encouragement en faveur des ouvriers qui, dans l'année, réaliseraient les plus fortes économies.

Il paraîtra peut-être singulier que la consommation d'os n'étant environ que de 6 à 7 kilogr. par jour, j'aie cru utile de passer un marché. Je me procurais ces os dans le quartier et dans les auberges fréquentées précédemment par les ouvriers ; mais les aubergistes s'étant bientôt aperçus qu'ils fournissaient des armes contre eux-mêmes, je fus privé de cette ressource et obligé d'aller faire mes provisions dans un quartier éloigné. J'ai calculé dans le tableau des prix la quantité d'os à 1 franc par jour ou 5 kilogr. (2 kilog. et demi le matin et 2 kilog. et demi à deux heures pour le ragoût). Cette quantité suffit seule à la consommation ; le reste est employé à faire de la gélatine destinée à la vente : le prix du litre est fixé à 10 cent. ; il renferme 60 grammes de gélatine sèche, et quoiqu'elle se vende huit ou dix fois au dessous du cours de la gélatine obtenue par les acides, il y a sur cette vente un bénéfice de 145 à 150 pour 100, qui tourne en entier au profit de l'ordinaire; je n'ai pas dû le faire entrer en déduction de dépense dans mes calculs, parce que ce nouveau débouché n'est pas encore établi d'une manière fixe : le temps et l'habitude suffiront.

J'ai trouvé un grand avantage à concentrer dans les cylindres la dissolution de gélatine; les alimens étant ainsi plus animalisés, la consommation du pain diminue : des raisonnemens théoriques exacts peuvent servir à démontrer la possibilité de ce résultat. Les substances végétales fortement animalisées peuvent être considérées comme une viande artificielle : leurs parties farineuses remplacent la fibrine, et la dissolution de gélatine concentrée qu'elles renferment fournit à l'économie animale une énorme quantité de sucs nourriciers. L'expérience commence à confirmer entièrement ces prévisions. Ces résultats n'ont pu être évidens dès les premiers jours; mais ils deviennent de plus en plus sensibles : en voici deux exemples, et je pourrais en citer quelques autres qui en sont les modifications. Ces modifications consistent en un appétit généralement moins prononcé, en une diminution sensible dans la consommation faite dans le repas du soir, etc. L'état de santé, dans tous les cas, a été le même, et la force musculaire de chaque individu a bien plutôt éprouvé un développement qu'une diminution quelconque.

Voici les deux exemples que je crois utile de citer :

Premier exemple. Un ouvrier de dix-sept ans et demi, qui vivait à l'auberge avant l'établissement de l'ordinaire intérieur, dépensait par jour, savoir :

1°. Un ordinaire ou portion d'auberge, le matin.	35 c.
2°. Une portion de légumes, à deux heures.	30
3°. Une portion, *id.* pour le soir.	30
4°. Un pain de 4 livres pour deux jours, au prix moyen pour Paris de 80 cent. : pour un jour. .	40
	1 fr. 35 c.

Depuis que ce même ouvrier vit à l'ordinaire, sa dépense journalière a éprouvé les modifications suivantes :

1°. Bouillon le matin pour tremper la soupe, pour laquelle il fournit le pain, et deux rations de ragoût formant son repas de deux heures et son souper. . . . . . . 10 c. (1)

2°. Un pain de 4 livres pour trois jours, à 80 c., comme ci-dessus, ce qui donne par jour.		26	60
		36 c.	60 centièmes.
Économie de pain par jour.		13 c.	40 centièmes.
Id. totale par jour. .		98	40
Id. par mois de vingt-six jours de travail. . .	25 f.	48	40
Id. par année.	305	80	80 (2)

Cet ouvrier ne gagne que 2 fr. par jour et 52 fr. par mois de vingt-six jours de travail; son livret prouve que, depuis le 20 janvier, où a commencé l'ordinaire jusqu'au 8 avril, il a déjà placé à la Caisse d'épargne et d'accumulation la somme de 70 francs.

Deuxième exemple. Un autre ouvrier, âgé

(1) Voir la note de la page 21.

(2) Cet ouvrier n'a pas mangé de viande depuis l'établissement de l'ordinaire. (Voir la note, page 38.)

de trente-six ans, consommait, avant l'établissement de l'ordinaire, alternativement cinq et six pains de 4 livres par mois; sa dépense moyenne était donc de cinq pains et demi valant, au prix établi dans l'exemple précédent, 4 fr. 40 c. Sa consommation journalière était

de.	16 c. 92 centièmes.
Lait à neuf heures. . .	15 »
Alimens divers tels que fromage, salade, fruits, pommes cuites, etc. . . .	20 »
	51 c. 92 centièmes.

N. B. Cet ouvrier est marié et prend son troisième repas dans sa famille, qui habite un quartier fort éloigné.

Depuis l'établissement de l'ordinaire, le même ouvrier ne consomme plus que de quatre à cinq pains de 4 livres par mois : en admettant les prix et conditions ci-dessus, sa dépense journalière n'est en pain que de 13 cent. 84 centièmes.

Bouillon pour tremper la soupe, et une ration de ragoût à deux heures. . .	5 » (1)
	18 cent. 84 centièmes.

(1) Voir la note, page 21.

Économie de pain par jour.		3 cent.	08 centièmes.
Id. totale par jour.		32	08
Id. par mois de vingt-six jours. . .	8 f.	98	08
Id. par année. .	107	76	96 (1).

Les pâtes telles que macaroni, vermicelle, etc., le riz, offrent ce résultat d'une manière bien plus positive. Quoique les rations de ce genre soient d'un prix plus élevé, les ouvriers les préfèrent et les demandent, non pas tant à cause de leur goût ou de leur saveur, mais parce qu'ils ont remarqué que lorsqu'ils en prenaient la consommation du pain était presque nulle (2).

---

(1) On voit par les exemples cités que le genre de nourriture des ouvriers diffère, et l'économie doit nécessairement éprouver ces variations.

(2) 200 grammes de macaroni préparés à la gélatine et coûtant 8 centimes 16 centièmes suffisent pour la nourriture d'un homme pendant toute la journée, et remplacent plus d'une livre et demie de pain dans sa consommation. Le riz, le vermicelle, etc., offrent les mêmes avantages. Cet homme, vivant de pain et d'eau, consommerait à Paris, dans ce moment, au moins 2 livres de pain valant 50 centimes. Cette observation est aussi importante sous le

A ces considérations pécuniaires se joint un autre avantage du plus grand intérêt et de la plus haute importance, si on le considère uniquement sous le rapport de la morale, celui de préserver les ouvriers d'une occasion non interrompue de dérangemens et qui peut devenir la source de mauvaises habitudes et de vices dont les suites sont incalculables. L'ouvrier qui prend sa nourriture à l'auberge peut se laisser entraîner à l'usage immodéré du vin et des liqueurs fortes. Ces excès énervent sa santé, abrutissent ses facultés, pervertissent son cœur et son caractère et rendent ses ressources insuffisantes pour ses nouveaux besoins. Des privations sans nombre sont bientôt imposées à une famille entière pour assouvir le vice d'un seul homme, et ce vice le privera bientôt des ressources que son travail et une conduite régulière lui auraient procurées. L'établissement de l'ordinaire intérieur prévient cette cause de dérangemens. L'ouvrier est

---

rapport de l'économie que sous celui de l'hygiène. On obtiendrait le même résultat avec une dépense de 30 à 35 cent., en employant de la gélatine extraite par le moyen des acides. On peut se procurer cette gélatine chez M. *Fontaine*, à l'île des Cygnes, à Paris.

obligé de verser dans sa famille le fruit de ses économies, parce que, payé au mois, elles se sont accumulées et qu'il lui serait difficile de les dépenser en un seul jour. Cette mesure atteint donc un double but, celui de grossir son épargne et de lui éviter l'occasion de contracter de mauvaises habitudes, occasion dont il triomphe rarement.

Lors même enfin que l'ouvrier négligerait un moyen si commode de réaliser des économies, il est probable que cette différence dans les dépenses journalières servirait à préparer chaque soir un aliment plus succulent. Sa famille le partagera, tandis que quand il vit au cabaret, elle supporte seule des privations, suite de l'économie imposée par les excès de son chef.

L'économie par homme est, comme on l'a vu plus haut, de 36 centimes environ par jour. Il était à désirer que cette somme fût destinée à former un capital. Je ne pouvais considérer mon but comme rempli, si, en donnant aux ouvriers le moyen de faire des économies, je leur fournissais en même temps l'occasion de se créer de nouveaux besoins. Je leur exposai la facilité qu'ils avaient de réaliser, au bout de quelques années, une assez forte somme sans s'imposer des privations nouvelles; je leur prouvai qu'en économisant 20 cent. par jour seulement, ils auraient au bout de l'année 72 fr., et au bout de dix ans, près de 1000 fr. Profitant d'un moment favorable, je réchauffai les bonnes dispositions qui commençaient à se manifester, en établissant des primes pour ceux qui dans l'année auraient économisé plus que la somme fixée. Mes efforts ne furent pas infructueux, et le dimanche suivant, diverses sommes furent portées à la Caisse d'épargne : j'ai lieu de croire que ce premier exemple sera généralement suivi. Les primes sont prélevées sur le fonds commun que les bontés du Roi ont mis à ma disposition. D'autres établissemens qui n'auraient pas cette ressource pourraient la créer en fixant le prix de chaque ration à un centime ou une fraction de centime au dessus de leur valeur réelle. Le nombre d'hommes mangeant à l'ordinaire servirait à déterminer la quotité de cette augmentation.

Cette mesure doit faire naître dans la classe ouvrière le goût et l'habitude de l'économie, qualité malheureusement presque ignorée chez elle. L'ouvrier économe est rarement vicieux, ses économies sont un cautionnement qui répond de sa probité et de son exactitude. Cette mesure ne saurait donc être assez encouragée tant dans l'intérêt des ouvriers et de leur famille que dans celui de leur maître.

La question de salubrité est établie d'une manière spéciale dans le rapport fait à la Faculté de médecine, le 13 décembre 1814, par MM. *Leroux, Dubois, Pelletan, Duméril* et *Vauquelin* : il suffira d'en citer quelques phrases (1).

« L'expérience la plus convaincante et à laquelle tout le monde doit se rendre, c'est » celle qui a été faite sous nos yeux, pendant » trois mois, à l'Hospice de Clinique interne » de la Faculté. On a préparé le bouillon avec » le quart de la viande qu'on emploie ordinairement ; on a remplacé avec de la gélatine et » des légumes les trois autres quarts, qu'on a » donnés en rôti ; et les malades, les convalescens et même les gens de service n'ont » pas aperçu de différence entre ce bouillon et » celui qu'on leur donnait précédemment ; ils » ont été aussi abondamment nourris et très » satisfaits d'avoir du rôti au lieu de bouilli.... » Quant à la seconde partie, la salubrité du » bouillon, nous pouvons assurer que des quarante personnes qui en ont fait usage pendant

(1) Voyez *Bulletin* de la Société, treizième année (1814), p. 292.

» trois mois, pas une n'a éprouvé quoi que ce » soit qui puisse être raisonnablement attribué » à la gélatine... Nous sommes donc en droit » de conclure avec certitude que non seule- » ment la gélatine est nourrissante, facile à » digérer, mais encore qu'elle est très salubre, » et ne peut, employée comme le propose » M. *D'Arcet,* produire, par son usage, aucun » mauvais effet dans l'économie animale. »

L'application de ce procédé doit de jour en jour devenir plus générale, si l'on peut préjuger ses succès d'après ceux qu'obtinrent les soupes économiques, bien qu'il existe une différence essentielle entre ces alimens. L'un fournit à l'homme une nourriture saine et fortement animalisée, et l'autre leste seulement l'estomac avec des substances inertes, renfermant peu de principes nutritifs : dans ce dernier cas, l'abondance devient insuffisance et même pénurie pour l'économie animale (1).

On peut également employer la gélatine seule

(1) Les soupes connues sous le nom de *soupes économiques* ne renferment que des substances végétales contenant excessivement peu d'azote et de la graisse ou beurre, qui, quoique substances animales, ne renferment pas ce principe. Ces soupes s'aigrissent en quelques heures et fati-

comme aliment, et ce mode est le plus convenable pour les établissemens de charité, dont

---

guent à la longue l'estomac par un volume hors de proportion avec les substances nutritives qu'elles renferment.

Il est aujourd'hui démontré que les alimens qui ne contiennent pas d'azote ou qui en contiennent peu ne suffisent pas à la nourriture de l'homme et des animaux.

On trouve un grand nombre d'observations et d'expériences importantes sur ce sujet dans un Mémoire lu à l'Académie des Sciences, en 1816, par un de nos plus savans physiologistes, M. *Magendie*. Des chiens nourris avec des substances non azotées et de l'eau distillée n'ont vécu que trente-deux à trente-six jours. Il est à remarquer qu'un chien peut vivre dix à douze jours privé de tout aliment.

Aux faits cités par M. *Magendie* j'ajouterai qu'en 1816, à l'époque de la plus grande cherté des grains, M. *Sivard de Beaulieu*, administrateur des monnaies, à Paris, ayant essayé de nourrir ses chiens de chasse avec des pommes de terre et d'autres légumes, en perdit deux sur sept ou huit qu'il avait; les autres étaient si faibles qu'ils ne pouvaient plus se traîner, et le hasard ayant fait qu'on leur donnât de la viande, ils se rétablirent promptement.

En décembre 1793, le vaisseau *le Caton* fit rencontre, à trois cents lieues des côtes de France, d'une galiote de Hambourg, dématée et presque entièrement coulée par une tempête. La partie de l'arrière du navire, nommée couronnement, était seule restée au dessus de l'eau. Cinq hommes qui s'y étaient réfugiés n'avaient eu pour nour-

le but est bien plus de multiplier les secours que de donner des alimens d'un goût recherché.

---

riture, pendant neuf jours, que du sucre et une très petite quantité de rhum. M. *Moreau de Jonnès*, qui, depuis long-temps s'occupe avec succès d'hygiène militaire, était dans une des embarcations qui recueillit ces malheureux. Leur faiblesse était si grande, qu'à l'exception des plus jeunes, ils pouvaient à peine se prêter à faire ce qu'il fallait pour quitter le vaisseau naufragé : malgré les soins qu'on leur prodigua, les trois plus âgés moururent à Lorient.

Le médecin anglais *Stark*, voulant apprécier la propriété nutritive du sucre, s'en nourrit exclusivement pendant un mois environ ; mais au bout de ce temps il fut obligé d'y renoncer. Il était devenu très faible et bouffi ; son visage présentait des taches rouges, livides, qui semblaient annoncer une ulcération prochaine : il est mort peu de temps après son expérience, et les personnes qui l'ont connu pensent qu'il en a été victime.

M. *Clouet*, connu par des travaux importans sur l'acier, voulut se nourrir seulement de pommes de terre et d'eau : au bout d'un mois sa faiblesse était extrême ; il fut obligé de reprendre la nourriture azotée et se rétablit en quelques semaines.

Tous ces faits prouvent la nécessité de joindre aux alimens privés d'azote des alimens contenant ce principe. Il est incontestable qu'aucun aliment azoté n'offre plus d'avantages que la gélatine pour animaliser en quelque sorte les substances végétales. Quelques personnes demanderont sans doute si l'on a essayé de nourrir des chiens à la géla-

Ce mode convient aussi pour les ordinaires établis dans les fabriques; on évite de la sorte

---

tine et à l'eau distillée, MM. *D'Arcet* et *Robert* ont fait cette expérience. Un chien est resté cinquante-quatre jours environ enfermé dans une chambre et a été nourri de cette manière : il en est sorti bien portant. On lui avait d'abord donné 12 onces de gélatine, on les réduisit à 3 onces, quantité qui fut suffisante pour le nourrir.

Ce qui précède est extrait de l'intéressant Mémoire de M. *Michelot* sur l'emploi de la gélatine, publié dans la *Revue encyclopédique*, année 1822.

Je dois ajouter que, dès le sixième jour, le chien dont il est question cessa de rendre des excrémens d'aucune nature, et il n'en conserva pas moins sa gaîté et son appétit ordinaires. La négligence de la personne qui le soignait permit à ce chien de s'échapper et fit perdre les observations physiologiques qui auraient été le résultat de l'examen de ses intestins. Il est probable que cet animal aura succombé à une indigestion, suite de l'inactivité prolongée où s'était trouvée une partie des organes.

On a remarqué souvent des effets opposés, qui étaient le résultat de l'usage exclusif des soupes économiques, et, dans beaucoup de cas, de diarrhées qui auraient pu prendre un caractère alarmant, ont obligé d'en suspendre l'usage.

A ces considérations on peut en joindre une autre, puisée dans la différence de nature existant entre les inspirations de l'homme et ses expirations, et la nécessité où il est de prendre des substances azotées pour réparer la déperdition continue qu'éprouve chacun de ses organes.

Enfin un ouvrier de la Monnaie, désirant augmenter

l'écueil qu'offriraient les difficultés d'une répartition égale dans la masse, de la viande employée a raison de 20 gram. à peu près par tête. L'unique but de cette institution doit être de donner aux ouvriers les moins fortunés le moyen de subvenir aux besoins de leurs familles, et il est facile à ceux qui ont des ressources étrangères d'employer les économies de la journée à se procurer des alimens plus savoureux, qu'ils peuvent consommer le soir dans leur intérieur.

L'emploi de la gélatine seule avec la quantité convenable de légumes suffit pour former des bouillons fort agréables au goût. On peut, comme le propose M. *Braconnot*, lui donner celui du bouillon de viande en employant du sel composé de deux parties de muriate de soude (ou sel ordinaire) et d'une partie de muriate de potasse. Cela ne peut offrir aucun in-

---

ses économies, a pris le parti de ne plus manger de viande : il prend chaque jour deux rations ; l'une fait ses repas de la journée et l'autre celui du soir. Il a vécu ainsi depuis le 11 février jusqu'au 19 avril : sa santé n'a éprouvé aucune altération et il a même engraissé. Ce fait vient à l'appui des observations consignées plus haut, page 30. C'est de ce même ouvrier qu'il est question, *exemple* 1er., même page.

convénient, puisque ce dernier sel se trouve dans les bouillons de viande : la seule différence qui existe encore est l'absence de l'arôme connu sous le nom d'*osmazome*. Cette différence n'est d'aucune importance sous le rapport nutritif et sous le rapport sanitaire : un palais délicat peut seul l'apprécier. L'osmazome est très volatil et se dégage à 60 ou 70 degrés de température (1). Cet arôme doit se trouver rarement dans les soupes des établissemens publics, dans celles des colléges, même dans celles des ménages, quand elles sont faites sans soin ou en trop grande quantité : il n'existe pas dans la chair du veau, dans celle du cochon et des volailles, qui sont cependant fort nourrissantes.

On peut remplacer les légumes verts, quelquefois fort rares, par l'emploi de leurs graines : il me serait difficile de pouvoir en déterminer les proportions, elles doivent être subordonnées au goût des consommateurs. Une très petite quantité de graine est suffisante; le meilleur moyen de les employer est de les renfermer dans une boîte d'étain percée de beaucoup de petits trous, ou même dans un

(1) Les bonnes cuisinières ont le soin de ne jamais laisser trop bouillir leur pot.

sac de crin, que l'on a la faculté de retirer lorsque le liquide paraît suffisamment aromatisé. Je me suis aperçu que leur usage était peu convenable pour la soupe, mais fort utile pour les ragoûts de légumes. On peut substituer aux graines une préparation connue sous le nom de *racines potagères*, etc. La qualité des alimens compense le supplément de dépense (1).

L'emploi de la gélatine obtenue par la vapeur doit présenter d'énormes avantages pour les hôpitaux, les pensionnats, etc. (2), qui, obligés de consommer une certaine quantité de viande,

---

(1) Ces préparations faites par M. *Duvergier* se vendent rue Sainte-Appoline. (Voir à ce sujet le Rapport fait à la Société d'Encouragement, *Bulletin* année 1822, p. 227.)

(2) Il serait bon, dans les hôpitaux, de charger le pharmacien du soin de vérifier, chaque jour, le titre du bouillon. La condensation étant subordonnée au degré de la température de l'air environnant et au plus ou moins de pression de la vapeur produite par la chaudière, la quantité de matières animales renfermées dans les bouillons devra être subordonnée à ces diverses circonstances. Une simple évaporation suffit pour l'apprécier exactement. Si l'on ne prenait pas cette sage précaution, il pourrait arriver qu'à dosage égal on donnât deux et trois prises de bouillon à la fois à un malade. Dans les établissemens qui ne renferment que des gens valides, cette précaution devient inutile.

trouvent ainsi le moyen d'utiliser des os qui étaient entièrement perdus ou vendus à vil prix. Un kilogramme d'os fournit une quantité de gélatine égale à celle que fourniraient 7 kilogrammes et demi de viande (1). Le kilogramme d'os doit donner en outre 100 grammes de graisse environ. Il est donc facile de réaliser de fortes économies ou d'améliorer le régime alimentaire en remplaçant les viandes bouillies par des viandes rôties et d'animaliser davantage les ragoûts.

Un récipient ou cylindre ayant un mètre carré de surface produira par heure au moins un kilogramme de dissolution de gélatine, se prenant en gelée, et suffisant pour préparer le bouillon ou pour animaliser dix rations de soupe. En employant quatre récipiens, on aurait quarante bouillons par heure ou neuf cent soixante bouillons par jour, ce qui sera plus que suffisant pour un hôpital ordinaire. La con-

(1) 7 kilogrammes et demi de viande donneraient trente bouillons : des expériences positives prouvent qu'un kilogramme d'os en donnerait autant, et ce résultat est connu depuis près d'un siècle et demi, puisque *Papin* avait retiré 15 livres de gelée d'une livre de râpure d'ivoire, 2e. section, page 19.

sommation ne sera que de 32 kilog. d'os par vingt-quatre heures : ces os donneront une quantité de graisse assez considérable pour pouvoir fournir aux besoins de l'établissement. On peut établir ainsi qu'il suit le compte du travail de vingt-quatre heures.

32 kilogrammes d'os au prix auquel les hôpitaux de Paris les vendent. . . .	2 f.	87 c.
16 kilog. de houille.	»	80
Deux journées d'ouvrier.	4	»
Intérêt à 10 p. 100 de la valeur de l'appareil.	»	28
Total.	7 f.	95 c.

Chaque ration de bouillon ne coûtera donc que 83 centièmes de centime (1).

Les ateliers de la marine, les établissemens qui en dépendent peuvent y trouver des avantages analogues; ils seront encore plus sensibles à bord des bâtimens de guerre et de commerce. La cuisine pourra être rétrécie, des chaudières placées sur le pont fourniraient la vapeur; des marmites chauffées à la vapeur serviraient à

---

(1) Le prix du demi-litre de bouillon non aromatisé, étant de 83 centièmes de centime, le kilogramme de gelée

préparer les alimens : dans un des points les moins utiles de l'entrepont, on pourrait dispo-

---

qui a servi à en animaliser 10 coûtera 8 centimes ou 6 liards environ.

L'exactitude de ce calcul se trouve en rapport avec les expériences faites par *Papin*. Voici comment il s'exprime, page 114 :

« Or, dans Paris, où quelques traiteurs tiennent tou-
» jours de la gelée prête pour ceux qui en veulent ache-
» ter, on la vend communément 20 sous la livre ; mais
» dans Londres, où l'on n'en fait que quand on la de-
» mande, les apothicaires la vendent 2 schellings : ce
» serait donc rendre un bon service au public, si quel-
» qu'un entreprenait de fournir la gelée à 4 sous la livre ;
» cependant un homme pourrait à ce prix-là faire, par
» jour, pour environ 20 livres tournois de gelée avec une
» telle machine.

» Le feu ne coûterait pas 6 sous et on aurait aussi les os
» et un peu de corne de cerf à bon marché, n'étant pas
» nécessaire de la râper ; il ne faut pas non plus beaucoup
» de sucre pour la gelée ; mais supposons que la dépense
» monte à 8 livres tournois par jour, il restera toujours
» 4 écus de profit pour le maître de la machine, et ainsi,
» en quatre jours de temps, il pourra être remboursé de
» la dépense de l'achat ; et un homme seul pourrait faire
» travailler cinq ou six machines à la fois, et les employer
» pour divers usages, dont quelques uns seraient peut-être
» de plus grand profit que de faire de la gelée. Il ne faut
» donc point douter que ceux qui auront les avances néces-

ser six cylindres, dans quatre desquels on ferait la gélatine : ce local servirait de chauffoir pour les matelots, et cette ressource serait inappréciable à la suite des gros temps ou d'un quart froid ou humide (1); avec le cinquième et le sixième cylindre, considérés comme objets de rechange, on pourrait blanchir à la vapeur le linge de l'équipage. Deux autres cylindres ou récipiens, de forme élégante, placés l'un dans la chambre du commandant, l'autre dans celle des officiers, serviraient de calorifères, et l'eau condensée, devenue potable par sa distillation, offrirait une ressource utile à l'équipage. Tout

---

» saires pour travailler à bon escient à ces sortes de choses
» y pourront faire parfaitement leurs affaires, et en même
» temps rendre service au public. »

(1) Cette disposition serait doublement avantageuse aux bâtimens qui vont à la pêche de la morue. Le chauffoir paraîtrait d'autant plus utile que le climat en ferait mieux apprécier la commodité, et les grandes arêtes et les têtes de morues qui sont jetées à la mer pourraient, étant placées dans les cylindres, être transformées en colle de poisson ou être employées à la nourriture de l'équipage.

Les arêtes de poisson fournissent une grande quantité de gélatine; mais il est important de ne les employer que lorsqu'elles sont très fraîches, la moindre fermentation suffit pour donner à la gélatine une odeur infecte.

l'appareil, ayant des jonctions mobiles, pourrait être démonté pendant l'été et être placé où l'on voudrait. Un kilogramme de charbon doit volatiliser au moins 5 kilogrammes d'eau; en considérant la dissolution de gélatine et l'eau distillée sous le même rapport, puisqu'elles remplacent l'eau mise dans le bouillon et l'eau potable, on doit en conclure que le charbon embarqué serait bien plutôt un allégement qu'une surcharge pour le bâtiment. Il en serait de même des os, puisqu'à poids égal ils renferment sept fois et demie plus de bouillon que la viande. M. *D'Arcet* (1) indique comme un moyen de conservation pour un temps indéfini un procédé qui consiste à tremper les os dans une dissolution de gélatine concentrée; une enveloppe de gélatine en couvre toutes les parties et les met à l'abri du contact de l'air. On peut également les conserver dans de l'eau contenant le quart de son poids de sel commun (hydrochlorate de soude). J'ai employé ce moyen, et bien qu'au bout d'un mois il se soit manifesté une odeur assez forte (pour des gens

---

(1) D'après le procédé pour la conservation des viandes, qui a servi de base à la patente prise, en 1808, par M. *Plowden*.

habitués à ne manger que de la viande fraîche), cette odeur se volatilisait dans l'ébullition et la dissolution de gélatine n'en conservait pas la moindre trace. Cette odeur est due à la saumure, et si on a la précaution de laver les os avant de les mettre dans le cylindre, l'odeur disparaît en partie (1).

L'adoption de ce procédé à bord des bâtimens permettrait de diminuer l'étendue des cuisines. L'appareil que j'ai construit à la Monnaie royale des médailles et qui renferme deux chaudières à vapeur et accessoires, divers

---

(1) Lorsque je renouvelai cette expérience devant MM. les Membres du Comité des arts économiques, la gélatine sortie des cylindres conservait une odeur presque aussi désagréable que celle des os. Étonné de ce résultat, je dus en rechercher la cause, et je crus devoir l'attribuer à ce que le cylindre venant d'être chargé, la dissolution n'avait sans doute pas eu le temps de bouillir suffisamment, et à ce qu'elle devait être en partie composée de la saumure qui restait à la surface des os. J'en mis en présence de ces Messieurs une certaine quantité dans une casserole, et dès qu'elle eut bouilli à l'air libre, l'odeur diminua d'une manière si sensible qu'il n'y eut plus à douter du résultat. Le bouillon du lendemain, fait avec cette gélatine, n'avait aucune odeur de pourri ni aucun goût désagréable. (Voyez la note au bas de la page 54.)

cylindres de forme et de dimension variées, peut suffire à la nourriture de cent vingt personnes (1). Il est établi dans une armoire ayant 160 décimètres carrés, ou 15 pieds 18 pouces carrés de surface. L'emplacement occupé par les chaudières et les marmites n'a que 73 décimètres carrés, ou 7 pieds carrés; cette partie de l'appareil doit seule être placée sur le pont, puisqu'on peut mettre indifféremment les cylindres dans l'endroit du bâtiment qui paraîtra le moins utile.

Une augmentation d'un cinquième dans le diamètre des marmites et dans les dimensions des chaudières à vapeur rendrait cet appareil suffisant pour une corvette ou brick dont l'équipage serait de cent soixante-douze hommes. Si une prévoyance sage et éclairée engage à établir deux appareils semblables sur deux points différens, ils n'occuperont ensemble qu'un mètre 78 décimètres carrés ou 16 pieds 11 pouces carrés; ces deux appareils, fonctionnant à la fois, pourraient au besoin fournir trois cent quarante-quatre rations.

En augmentant de 15 centimètres ou 6 pouces le diamètre des marmites et les dimensions des

(1) En fixant les rations à un demi-litre.

4.

chaudières, les deux cuisines, placées comme ci-dessus, pourraient fournir séparément deux cent soixante rations et ensemble cinq cent vingt rations. Ces deux cuisines n'occuperaient ensemble qu'une surface de 1^{m},84 décimètres carrés, ou 17 pieds un pouce carrés; elles suffiraient à l'équipage d'une frégate ordinaire.

Une suite de calculs du même genre prouve que, pour une frégate de 60 canons, les deux cuisines n'occuperont qu'un espace de 2^{m},99 carrés, ou 28 pieds un demi-pouce carrés: elles pourront fournir séparément cinq cent vingt rations et ensemble mille quarante.

Trois cuisines, ou deux cuisines à trois chaudières, de capacités égales à celles de la frégate de 60 canons, n'occuperont, à bord d'un vaisseau de 74, que 4^{m},48 carrés, ou une toise 6 pieds carrés, et donneront un nombre de rations qui de cinq cent vingt peut aller jusqu'à mille cinq cent soixante.

Quatre cuisines séparées, ou plutôt deux cuisines à quatre chaudières chaque (comme ci-dessus), peuvent, à bord d'un vaisseau de 120, fournir jusqu'à deux mille quatre-vingts rations; la surface qu'elles occuperont sera de 5^{m},98 carrés, ou d'une toise 20 pieds carrés.

J'ai cru prudent de multiplier le nombre des

foyers et des chaudières à vapeur, quoiqu'un seul foyer puisse chauffer les chaudières voisines, qui se trouvent à volonté toutes liées ensemble et ne faisant qu'un seul corps, ou formant chacune un appareil séparé. (Voyez la description des plans de l'appareil.)

J'aurais pu augmenter successivement les dimensions des divers appareils, comme je l'ai fait pour les bâtimens d'ordre inférieur, et éviter ainsi de trop les multiplier. Je me suis arrêté à la frégate de 60 canons, parce qu'une marmite plus grande aurait pu devenir embarrassante : elle eût occupé plus de volume et il eût été impossible de la faire en fer-blanc. Du reste la multiplicité des appareils multiplie également les ressources et donne la facilité de préparer en même temps des alimens de différens genres. Cette considération ne sera pas dédaignée, si l'on tient compte de l'avantage qu'il y a à préparer séparément certains légumes, qui, quoique fort bons seuls, perdent leur qualité par un mélange que la nécessité oblige de faire quelquefois.

Ces appareils donnent la facilité de précipiter ou de ralentir la cuisson des alimens. Si l'on met les légumes à sec dans la marmite, on peut les faire cuire dans trente à trente-cinq minutes, à la vapeur ; en y ajoutant ensuite la gélatine, on peut manger la soupe ou le ragoût dès que la température est arrivée à soixante-dix degrés, c'est à dire une heure après le commencement de l'opération. Si l'on fait marcher la marmite au bain-marie, la cuisson exige un peu moins que le temps ordinaire. Si l'on veut au contraire manger d'excellens potages comparables aux meilleures préparations de ce genre, on mettra dans la marmite 100 grammes de viande fraîche (bœuf) pour un litre de gélatine et on les fera bouillir avec un bain d'air échauffé (1) ; la gélatine prendra tout l'osmazome ou arôme de la viande, que la température peu élevée et la fermeture de l'appareil empêcheront de se volatiliser. Ces potages ne seront parfaits qu'au bout de dix à douze heures de cuisson. Il est inutile enfin de parler des avantages qu'offriront des vases clos et avec pression dans les roulis du bâtiment. On verra aussi, dans la description du fourneau, que j'ai ménagé le moyen de faire marcher l'appareil avec la vapeur produite par une chaudière employée pour une machine ou un chauffage à la vapeur. On sentira que cette

(1) Dans ce cas, l'ébullition sera bien moins vive.

précaution ne sera pas sans utilité à bord d'un bâtiment à vapeur, et que, dans le cas d'accident survenu à la chaudière principale, celle du fourneau n'en est pas moins indépendante.

On peut considérer l'usage de cet appareil comme une précieuse ressource dans certains cas malheureusement trop fréquens, lorsque la santé et même la vie de l'équipage sont compromises soit par l'usage exclusif des viandes salées, par le manque absolu d'eau potable, ou de vivres viande.

Dans le premier cas, cet appareil permettra non seulement de diminuer la consommation des viandes salées, puisque les os de la veille deviennent un aliment pour le lendemain; mais encore il donnera la facilité de varier la nourriture de l'équipage. La salaison peut altérer la qualité de la viande, racornir la fibrine qu'elle contient, changer les proportions de ses principes constituans; mais son effet doit être infiniment moindre sur les os. La cohésion de leurs molécules ne peut lui permettre d'agir à une grande profondeur, et l'on est donc porté à croire que la gélatine extraite des os de la viande salée est la même sous tous les rapports que celle qui est fournie par ceux de la viande fraîche (1).

---

(1) Des os qui, depuis un mois, étaient dans de la saumure, ont fourni à la Monnaie des médailles de la gélatine semblable à celle de la viande fraîche*. Lorsque je fis cette expérience, j'ignorais celle qu'avait faite *Papin;* je crois devoir la citer.

« *Expérience VII.* Comme cette machine semble devoir » être désormais un meuble nécessaire sur les vaisseaux, » où l'on a avec la viande la quantité d'os salés qu'on jette » d'ordinaire, et dont on pourrait, au lieu de cela, tirer » de bonne gelée fraîche, qui serait une nourriture beau» coup plus saine que la viande même, j'ai voulu m'en » assurer par expérience. Je mis donc un jour dans une » grande terrine une bonne quantité d'os, que je couvris » tous de sel, et après les avoir ainsi gardés l'espace de » quinze jours, en sorte qu'ils devaient être autant salés » que des os le sauraient être, je les mis à dessaler dans de » l'eau de mer, de même qu'on dessale la viande sur les » vaisseaux, et les ayant ensuite mis à bouillir dans la nou» velle machine, avec le double de leur poids d'eau douce, » je poussai le feu jusqu'à faire évaporer la goutte d'eau en » quatre secondes**, et je trouvai qu'il se fit de forte gelée

* Voir la page 46.

** La température devait être fort élevée, puisque *Papin* dit, en rendant compte d'une autre expérience : *Je fis exhaler la goutte en trois secondes et dix pressions*. Voir à ce sujet la note (2), page 4.

On pourra ainsi, tout en utilisant les os de la veille, varier en même temps la nature des alimens de l'équipage et ne lui donner que tous les deux jours de la viande salée : il y aura probablement moins d'affections scorbutiques,

---

» bonne et fraîche : je réitérai ensuite l'opération avec les
» mêmes os et de nouvelle eau, et j'eus encore de fort
» bonne gelée, de même que si les os n'eussent jamais été
» salés; de sorte qu'il n'y a point à douter que, par le
» moyen de cette machine, on pourra avoir, sur les vais-
» seaux, une nourriture dont la matière ne coûtera rien et
» qui sera pourtant meilleure et plus saine que la viande,
» qui coûte cher, et cette matière ne causera même aucun
» embarras, puisqu'on la porte toujours; car, en salant la
» viande, on y laisse les os, quoiqu'ils ne soient d'aucun
» usage. » (Section Ire., page 21.)

Le même auteur dit, page 63 :

« Toutes ces expériences me font croire que si l'on veut
» conserver des os, des cartilages, des tendons, des pieds
» et autres parties d'animaux qui sont assez solides pour se
» conserver sans sel, et dont on perd, tous les ans, dans
» Londres plus qu'il n'en faudrait pour fournir tous les
» vaisseaux que l'Angleterre a en mer, on pourrait avoir
» toujours sur les vaisseaux des alimens plus sains et bien
» meilleurs et à meilleur marché que l'on n'en a d'ordi-
» naire : je dis même que ces sortes d'alimens seraient
» moins embarrassans, parce qu'ils contiennent bien plus
» de nourriture, à proportion de leur poids. »

et les malades pourront trouver à bord les alimens nécessaires à leur état.

Le manque absolu d'eau sera (à provisions égales) bien plus rare, puisque la dissolution de gélatine, faite avec de l'eau de mer distillée, diminuera la consommation. Si cependant, par un accident quelconque, l'eau venait à manquer ou à n'être plus potable, on peut employer les cylindres comme les condenseurs d'une distillerie, et leur produit en eau distillée deviendra plus grand que celui des rations de bouillon, parce qu'une température aussi élevée n'étant plus nécessaire, on pourra activer la condensation de la vapeur. La marmite pour la soupe peut être en même temps employée à la cuisson des viandes.

Des retards dans la marche d'un navire peuvent rendre insuffisante la provision de vivres (viande) et le forcer de gagner l'attérage le plus prochain. Il est possible qu'il trouve dans ce lieu des ressources, non pour arriver à sa destination, mais suffisantes pour gagner une relâche plus commode. L'usage de l'appareil doit doubler ces provisions, puisque les os de cette même viande pourront devenir un aliment. Ils sont à la viande sur pied dans le rapport d'un à cinq pour le poids, et de sept et demi à un pour la nutrition. Des vivres qui auraient suffi pour quinze jours peuvent donc, après leur consommation, fournir une nourriture saine pendant vingt-huit jours. Le navire pourra, dans cette hypothèse, tenir la mer quarante-trois jours au lieu de quinze.

Le désir d'être utile a pu seul m'engager à sortir des bornes qui m'étaient naturellement tracées : entièrement étranger au corps de la marine, je n'ai voulu qu'indiquer les applications que je prévoyais possibles. Je serais amplement récompensé de mon zèle, si les réflexions que je me permets de hasarder pouvaient un instant fixer l'attention d'un corps qui mérite et justifie la haute réputation qu'il a acquise dans le monde savant; je réclame donc toute son indulgence.

J'ai lieu d'espérer que ces renseignemens ne seront pas inutiles pour les autres applications auxquelles peuvent donner lieu les avantages qu'offre ce procédé.

L'emploi de la gélatine peut également améliorer les alimens des troupes de terre. L'application de ce procédé pour les compagnies sédentaires ne doit offrir aucune difficulté. Quant aux troupes de ligne, on peut les faire jouir de ces avantages en plaçant dans la chambre de l'armurier et sous sa responsabilité la chaudière à vapeur; dans une des salles du rez-de-chaussée seraient placés les cylindres, et au moyen d'une distribution journalière, leur produit serait réparti dans les compagnies et dans les escouades. Combustible compris, le demi-litre de dissolution de gélatine ne doit coûter que 83 centièmes de centime, et il représente un quart de kilog. de viande. On pourrait donc diminuer la quantité de celle que l'on emploie, ou la remplacer par du rôti, des légumes à la gélatine, du vin, etc. Tous ces détails sont subordonnés à la localité et à la prudence du chef du corps : la chaudière à vapeur et les cylindres seraient portés sur les états de casernement comme les autres meubles, etc.

Ce nouveau genre de préparation donne aux curés des paroisses, aux bureaux de charité, etc., le moyen de multiplier les bienfaits et les secours qu'ils prodiguent aux indigens, et il est d'autant plus précieux pour eux que les ressources se trouvent rarement en proportion avec les besoins. Mais si leur charité les porte à accueillir favorablement cette heureuse innovation, il est possible que le prix de l'appareil et son entretien soient un sujet de réflexions pour leur prévoyance éclairée. Je ne puis résoudre les diverses objections que le caractère des personnes, la différence des lieux, des ressources, des besoins, etc., peuvent faire naître et modifier. Je dirai seulement que les frais de construction d'appareil sont loin d'être en raison de ses produits. Un appareil de deux mille rations d'un demi-litre de dissolution de gélatine coûterait de 1,200 à 1,500 francs au plus (1); ne pourrait-on pas s'entendre, s'associer en quelque sorte, établir l'appareil dans un point central, répartir ses produits sur des points de distribution où la gélatine, versée dans des chaudières ordinaires et mêlée avec des légumes, servirait à faire des soupes ou des ragoûts? La gélatine qui ne serait pas consommée pourrait être vendue aux aubergistes qui nourrissent les ouvriers. Ce serait

(1) Dans ce prix n'est pas compris celui des chaudières pour la cuisson des alimens. Il est bon de faire observer que l'augmentation du volume de l'appareil doit augmenter fort peu son prix, puisque les pièces d'ajustage, telles que les régulateur, soupapes, niveau d'eau, robinets, etc., sont à peu près les mêmes dans tous les cas. Dans le doute, j'ai préféré forcer l'évaluation des prix que d'induire involontairement en erreur les personnes qui seraient à même de faire établir des appareils.

un moyen indirect d'être utile à cette classe en leur procurant des alimens aussi sains et à un prix bien inférieur. Dans l'hypothèse où un aubergiste adoptât cette nouvelle méthode, il pourrait, moyennant 11 fr. 50 c., donner d'excellentes soupes à soixante personnes et gagner 100 pour 100. Voici le détail des prix.

Combustible.	» f.	50 c.
15 litres d'eau..		5
15 litres de gélatine.	1	50
6 livres de viande, à 50 c. . . .	3	»
Légumes divers.		50
Sel, poivre, etc.		25
Main-d'œuvre, etc. et gain de l'aubergiste.	5	70
Total pour soixante personnes. .	11 f.	50 c.

Chaque homme aurait eu un demi-litre de bouillon, des légumes et près d'un quart de livre de viande. Le prix de la portion serait de 19 cent. 1 dixième, ou près de 4 sous. C'est une quantité égale à celle que les ouvriers achètent sous le nom *d'ordinaire* et qui leur coûte 30 ou 35 centimes, de 6 à 7 sous (1).

(1) Il est bon de remarquer que les rations de la Monnaie

Un quart de litre ou portion de ragoût de légumes se vend chez les aubergistes 20 c. ou 4 sous; le prix pourrait se réduire à moins de 9 c., d'après les prix ci-dessous calculés, pour soixante personnes :

7 litres et demi de gélatine. . . .	75 c.
Un demi-boisseau de pommes de terre.	25
2 litres et demi de haricots. . . .	50
Assaisonnement.	15
Oignons.	10
Graisse.	40
Combustible.	50
Main-d'œuvre et gain de l'aubergiste.	2 f. 65
Total pour soixante personnes.	5 f. 30 c.

On peut extraire de la gélatine de toute espèce d'os : son prix dépendra du plus ou du moins de recherche apporté dans le choix des matières premières. Dans beaucoup de cas, la quantité de graisse obtenue sera plus que suffi-

---

sont d'un demi-litre et que celles des aubergistes sont plus petites, et qu'ils ne donnent en général que des ragoûts de choux, de haricots et de pommes de terre, légumes à fort bon marché.

sante pour payer les frais, si même dans les os les plus communs on a le soin de réserver ce qui peut être propre à d'autres usages, et de n'employer que les parties les plus riches en graisse, telles que les jointures, vertèbres, etc. Cette gélatine, qui ne coûtera effectivement rien, peut être utilement employée à animaliser les grains et les farines destinés à l'engrais des animaux qui recherchent les substances animales et les digèrent fort bien. Ne pourrait-on pas aussi animaliser du son, des farines d'orge, d'avoine, de maïs, de sarrasin, etc., en calculant les doses de manière à les rendre semblables aux meilleures farines de froment, par l'addition d'un *gluten* artificiel ? Ces farines pourraient être employées à l'engrais des bestiaux de toute espèce, et si l'expérience prouvait que ce mode d'engrais est praticable et avantageux, on pourrait employer les squelettes du cheval, du chien, du bœuf et du mouton à l'engrais de la viande de boucherie : ce serait, il faut en convenir, une nouvelle et singulière métempsycose des corps.

La gélatine peut avoir de nombreuses applications dans les arts : elle peut remplacer la corne de cerf, la colle de poisson, etc. *Papin* avait remarqué qu'elle pouvait donner beaucoup de consistance au feutre et améliorer la fabrication des chapeaux (1). Il l'avait également employée à la conservation des fruits (2) ; il avait réussi sur quelques espèces et sur d'autres le résultat de ses expériences avait été moins positif. Dans tous les cas, la gélatine avait pris le parfum des fruits avec lesquels elle avait été en contact et était devenue fort agréable au goût. Cet habile physicien avait même essayé de conserver ainsi des fleurs (3). La couleur des roses et des œillets fut, au bout de huit mois, légèrement altérée, et leur parfum avait aromatisé la gelée qui les enveloppait. La couleur du hyacinthe bleu n'avait éprouvé aucune altération. « *Je crois*, dit-il » à la fin du détail de ses expériences, *que* » *cette manière de conserver les fruits vaut* » *mieux que toutes celles qui sont en usage,* » *tant pour le bon marché que pour conserver le* » *goût du fruit* (4). »

Il est à désirer que ces expériences soient répétées et appliquées principalement à la con-

(1) Page 119.

(2) Page 37 et suivantes.

(3) Page 62.

(4) Page 67.

servation de quelques légumes verts, que l'on ne se procure que dans certaines saisons. Il est probable que les résultats seraient satisfaisans, et que les légumes conservés, étant ainsi parfaitement animalisés, seraient plus agréables au goût et d'une digestion plus facile.

On peut aujourd'hui dire avec vérité que *Papin* fut aussi utile à l'humanité que profond dans les sciences. Ce sera un nouveau titre à joindre à l'hommage qu'un savant illustre (1) vient de rendre à son génie. La postérité vengera ainsi sa mémoire de l'oubli dans lequel elle avait été plongée pendant si long-temps. Cet homme étonnant pour son siècle semblait en avoir le pressentiment lorsqu'il écrivait ces lignes (2) : « *Les gens ne sont pas si prompts à* » *donner dans les nouveautés : chacun se tient* » *sur ses gardes et on est bien aise de voir les* » *autres sonder le gué. Cet écrit nous en fournit une bonne preuve ; car il confirme assez* » *clairement que le digesteur est une invention* » *utile, fondée sur de bons principes et appuyée* » *par l'expérience; cependant, depuis cinq ans* » *que j'ai publié cette découverte, il n'y a que*

(1) M. *Arago*, membre de l'Académie des Sciences.

(2) Préface de la seconde partie de la continuation, etc.

» *peu de personnes qui se soient mises à en*
» *faire usage : on sait même que quand l'in-*
» *vention des moulins à vent et à eau était*
» *nouvelle,* Pline, *quoiqu'il fût un des plus*
» *habiles gens de ce temps-là, ne traitait ces*
» *machines que de simple curiosité; il n'y a eu*
» *que le temps qui ait bien fait voir combien*
» *elles étaient avantageuses.* »

Il faut espérer que nos efforts ne seront pas aujourd'hui infructueux : les circonstances ne sont pas les mêmes. L'instruction, généralement répandue, ne permet pas de douter que ce procédé n'ait de nombreuses applications.

Le premier appareil construit d'après le système de M. *D'Arcet* était destiné à fournir des dissolutions de gélatine à la cuisine de l'hôpital de la Charité. Son service n'a été régulier que vers la fin de janvier, époque à laquelle je faisais construire celui de la Monnaie des médailles.

M. *D'Arcet* vient de publier la description de cet appareil, et quoique celui de la Monnaie des médailles soit établi sur le même principe, il est utile de le faire connaître, parce que les modifications que j'y ai apportées peuvent rendre son emploi plus approprié à certains usages.

L'appareil de l'hospice de la Charité ne peut fournir que de la gélatine dissoute dans de l'eau. Cette dissolution, versée dans les chaudières de la cuisine de l'établissement, y reçoit les autres préparations. Un appareil de ce genre eût été insuffisant pour l'usage auquel je le destinais ; la gélatine, dissoute dans de l'eau, n'eût pu être employée par les ouvriers : il se serait présenté de grandes difficultés, soit pour la transformer en bouillon, soit pour l'employer à la préparation des ragoûts ; il aurait fallu créer un grand nombre de cuisines individuelles, pour lesquelles les connaissances premières et le temps eussent également manqué ; le but que je me proposais n'aurait pas été atteint si mon appareil n'avait pu servir à la fois à la préparation des alimens et à l'extraction de la gélatine des os. Il était bon qu'il n'exigeât aucune surveillance, aucun soin, et que sa marche fût régulière la nuit comme le jour. J'ai dû appliquer à sa construction toutes les ressources offertes par les connaissances acquises, tant pour atteindre le plus haut degré de perfection que pour prévenir les accidens de tout genre. Je suis loin d'oser espérer avoir rempli la tâche que je m'étais imposée : il n'est pas douteux que ce premier essai ne soit destiné à recevoir d'importantes modifications. La publicité que je lui donne ne sera pas, sous ce rapport, sans utilité, et je dois prévenir que si, depuis plus de deux mois que je m'en sers, j'y ai apporté de légères modifications, elles ont été peu importantes, et qu'il remplit entièrement le but que je m'étais proposé.

Le premier appareil que j'ai fait construire est portatif, de forme cylindrique; il est représenté *fig.* 1 et 2, *Pl.* 386. J'en ai fait construire un second, parce que je crois qu'il est bon d'avoir un double équipage de chaudières à vapeur, pour qu'un service aussi important n'éprouve pas d'interruption. Les conséquences en seraient d'autant plus fâcheuses, que leur résultat serait de rappeler les ouvriers à leurs anciennes habitudes, et de perdre ainsi tous les efforts et les sacrifices qu'on aurait faits pour leur en donner de nouvelles.

Ces deux appareils sont à peu près semblables dans leurs détails, et la seule différence qu'offre la forme des chaudières m'a été imposée par la localité. Les formes rondes ont l'avantage d'offrir plus de résistance et de permettre de diminuer les épaisseurs : les meilleures dimensions pour les chaudières de ce genre sont 1 de largeur sur 4 de longueur. (Voyez *fig.* 12.)

On peut objecter le rayonnement du calorique contre les chaudières cylindriques ; mais je ne pense pas que cet inconvénient puisse compenser leurs avantages.

Mon appareil se compose d'une chemise en tôle ou maçonnerie, d'une chaudière à vapeur, d'une chaudière plus petite entrant dans la première, dont elle forme le couvercle et sert à renfermer le bain-marie ou le bain de vapeur, d'une marmite pour la cuisson des alimens, d'un couvercle, d'un tuyau de distribution de la vapeur, de six cylindres, d'un flotteur, d'une machine pour briser et concasser les os.

La *Pl.* 386 représente le plan général de l'appareil à demeure, et les coupes verticale et horizontale de l'appareil portatif.

On voit dans la *Pl.* 387 les élévations et les coupes longitudinale et latérale de l'appareil à deux chaudières.

Les détails des différentes pièces dont il se compose sont représentés *Pl.* 388.

Fig. 1, *Pl.* 386. Coupe verticale de l'appareil portatif sur la ligne *c d* de la *fig.* 2.

Fig. 2. Coupe horizontale prise au niveau de la ligne *a b*, *fig.* 1.

Fig. 3. Plan général de l'appareil à deux chaudières monté de toutes ses pièces.

Fig. 4. Tuyaux distributeurs de la vapeur, vus en dessus.

Fig. 5. Vue de face du tube indiquant le niveau de l'eau dans la chaudière.

Fig. 6, *Pl.* 387. Coupe verticale du fourneau et des marmites, dont l'une est vue en élévation avec ses accessoires.

Fig. 7. Coupe latérale du fourneau, de la chaudière et de l'une des marmites, et vue de face des cylindres.

Fig. 8. Section verticale de la boîte renfermant le flotteur.

Fig. 9. La soupape pour la rentrée de l'air dans la marmite, vue en coupe et en dessus.

Fig. 10. Mécanisme du régulateur du feu, vu en plan et en élévation.

Fig. 11. Disposition du flotteur montrant l'arrivée et la sortie des divers tuyaux qui y aboutissent.

Fig. 12. Coupe longitudinale de la chaudière et élévation de la marmite dans les dimensions les plus convenables à donner à ces pièces.

Cette figure n'est qu'une simple indication; elle est, ainsi que la précédente, dessinée sur une plus petite échelle.

Fig. 13, *Pl.* 388. Bride du couvercle, vue en élévation et en plan.

Fig. 14. Croisillon en fer pour maintenir les couvercles des cylindres.

Fig. 15. Un des cylindres, vu séparément.

Fig. 16. Autre cylindre plus petit.

Fig. 17. Cylindre en toile métallique entrant dans le cylindre précédent, et dans lequel on met les os concassés.

Fig. 18. Maillet en bois dur, garni en dessous d'une plaque en fonte taillée en pointe de diamant.

Fig. 19. Couvercle de la marmite vu en élévation et en plan.

Fig. 20. Marmite vue en coupe.

Fig. 21. Autre marmite qui reçoit la précédente et se place dans la chaudière à vapeur.

Fig. 22. Chaudière à vapeur vue de face.

Fig. 23. La même, vue de profil.

Fig. 24. Billot surmonté d'une plaque de fonte taillée en pointe de diamant, sur laquelle on casse les os.

Fig. 25. Plan de la plaque de fonte fixée sur le billot.

Fig. 26. Virole en plan et élévation.

Fig. 27. Boîte qui reçoit les os.

Fig. 28. Plan et coupe sur la ligne *a b* d'un disque en fonte avec de profondes cannelures concentriques, sur lequel on brise les os sous le balancier.

Les mêmes lettres indiquent les mêmes objets dans toutes les figures.

A, fourneau en tôle ou en maçonnerie, convenablement percé suivant les diverses pièces de l'appareil.

B, chaudière à vapeur d'une épaisseur proportionnée à sa forme, à la pression qu'elle doit soutenir et à la nature du métal dont elle est composée : elle porte divers ajustemens.

C, chaudière plus petite que la chaudière à vapeur, logée dans son intérieur, et lui servant de couvercle : elle est destinée à recevoir le bain-marie ou le bain de vapeur : de forts boulons se réunissent avec les bords de la chaudière à vapeur.

D, marmite pour la cuisson des alimens ; elle est en fer-blanc, avec deux fortes anses à charnière ; on peut y cuire les alimens de trois manières différentes : 1°. à la vapeur, en ne mettant pas d'eau dans son intérieur, et en introduisant la vapeur par le robinet *l*, *fig*. 3 ; 2°. comme marmite ordinaire, au bain-marie ou au bain de vapeur ; 3°. dans un bain d'air échauffé comme dans un four.

E, couvercle de la marmite aussi en fer-blanc ; sa base est garnie d'étoffe, ce qui la rend élastique et capable de supporter la compression d'une garniture en fer : le couvercle est enveloppé de laine.

F, tuyau distributeur de la vapeur.

G, cylindres en fer-blanc dans lesquels s'opère l'extraction de la gélatine. Deux de ces cylindres ont une capacité double de celle des quatre autres : on peut donc considérer leur ensemble comme formant quatre capacités égales. Il est bon d'avoir quatre cylindres, parce que ce n'est qu'au bout de quatre-vingt-seize heures ou quatre jours que les os se trouvent entièrement dépouillés de tous leurs principes nutritifs. On renouvelle alternativement toutes les vingt-quatre heures les os de chacun des cylindres ; on mêle les dissolutions obtenues, et l'on a ainsi une dissolution moyenne constante.

Les petits cylindres sont construits d'après les proportions les plus convenables pour la condensation. Elle est activée, dans les grands cylindres, par des serpentins en plomb qui les entourent ; l'eau renfermée dans leur partie inférieure et chauffée à près de 100 degrés, au moyen d'une quantité de calorique qui serait perdue, se rend dans la chaudière, active et régularise la marche de l'appareil, et diminue la consommation de combustible : l'eau, échauffée dans la partie supérieure, se rend au robinet, et est employée pour les besoins de la cuisine.

H, tuyau par où s'échappe la fumée.

I, foyer qui doit être assez grand pour contenir la quantité de combustible pour le service de la nuit : la quantité de vapeur à produire servira à calculer son volume.

J, grille.

K, cendrier.

L, baquet pour recevoir la dissolution de gélatine.

M, flotteur qui sert à maintenir un niveau constant dans les chaudières.

a, robinets pour l'introduction de l'eau.

b, robinets pour l'introduction de la vapeur provenant d'une chaudière employée dans l'établissement à d'autres usages.

c, *fig.* 1, tube en verre avec ses accessoires, indiquant la hauteur de l'eau dans la chaudière.

d, robinet de vidange de la chaudière.

e, tuyau de sortie de la vapeur.

f, régulateur du feu d'après le système de *Bonnemain*.

On appelle ainsi un instrument qui se place dans l'intérieur du fourneau ou des chaudières, et qui en règle la température. Celui qui est établi dans le fourneau cylindrique a été exécuté d'après les détails consignés dans le n°. CCXLII du *Bulletin* de la Société d'Encouragement, 23e. année, août 1824, p. 238. Le régulateur construit dans les chaudières carrées est construit sur le même principe ; mais il est plus simple.

g, *fig.* 3, 4, 6, 7 *et* 22, tuyau pour l'introduction de l'eau, au moyen de robinets différens ; on peut diriger l'eau dans l'une ou l'autre chaudière, ou dans les deux à la fois.

h, *fig.* 3 *et* 4, tuyau aboutissant aux robinets *bb*, et servant à l'introduction de la vapeur provenant d'une autre chaudière. Cette disposition est spéciale pour les usines qui ont des machines ou des chauffages à vapeur.

i, soupape de sûreté.

k, prise de vapeur ménagée pour différens services.

l, robinet servant à introduire la vapeur dans l'intérieur du bain-marie.

mm, oreilles auxquelles tient la bride du couvercle.

n, petit robinet que l'on ouvre pour laisser sortir la vapeur, afin d'avoir la facilité d'ouvrir l'appareil.

o, garniture en fer qui exerce une pression sur la jonction du couvercle avec la chaudière.

p, bride en fer, et vis de pression du couvercle.

q, robinets au moyen desquels on ouvre la communication de la vapeur avec le tuyau *e*.

r, soupape adaptée au tuyau F, et disposée de manière à permettre, dans un cas de refroidissement subit, l'introduction de l'air dans l'appareil : il se forme alors un vide, et la gélatine contenue dans les cylindres serait, sans cette précaution, aspirée par la marmite.

s, rondelles en métal fusible.

t, manomètre indiquant la pression. On peut employer indifféremment un thermomètre ou un manomètre ; mais je pense que le premier de ces instrumens est préférable.

u, tuyau conduisant la vapeur dans les cylindres

v, *fig.* 16, disque de fer-blanc, servant de couvercle au cylindre ; on place à la jonction une rondelle de carton.

x, *fig.* 17, enveloppe en toile métallique entrant dans le petit cylindre, et dans laquelle on met les os concassés, pour être exposés à l'action de la vapeur.

y, tuyau d'introduction de la vapeur dans les cylindres.

z z, robinets pour extraire la dissolution formée.

a', *fig.* 1 *et* 2, grand tube de tôle du régulateur de fer vertical, en communication avec la chaudière, au moyen des tuyaux alimentaires des niveauxd'eau.

b', tige de plomb soudée au fond du tube *a'*.

c', tige de cuivre soudée au bout de la tige de plomb.

d', fermeture du grand tube de tôle *a'*; elle est garnie d'une boîte à étoupes, dans laquelle passe la tige *b'*.

e', levier appuyé sur l'extrémité de la tige *b'*, et multipliant douze fois la dilatation de la tige de plomb; la vis qui est à son extrémité sert à régler sa position.

f', second levier multipliant douze fois le mouvement du premier levier; un contre-poids sert à le maintenir dans sa position.

g', écrou auquel est attachée la tringle servant à ouvrir ou fermer la soupape par laquelle l'air entre dans le fourneau; cet écrou est à coulisse sur le levier *f'*, afin que l'on puisse le placer suivant la température désirée.

h', soupape du régulateur.

Dans les fourneaux de forme rectangulaire et construits à demeure, le régulateur a été placé au fond de la chaudière, dans une position horizontale. Cette disposition, qui a permis de supprimer la boîte à étoupes *d'*, augmente la sensibilité de l'instrument, et la différence de dilatation du plomb et du fer doit être plus forte, ce dernier métal étant isolé.

i', tube de plomb ouvert par une de ses extrémités, et fixé contre les parois de la chaudière.

k', tige de fer soudée à l'une des extrémités du tube *i*; il se retire ou s'avance, suivant le degré de contraction ou de dilatation du plomb.

l', plaque de fer sur laquelle sont placés les leviers.

m' n', leviers multipliant le mouvement de la tige *k'*.

J'ai cru utile de placer également une soupape dans les cheminées H H; elle est mue par le régulateur, et obvie aux accidens qui pourraient nuire à l'exactitude de l'instrument.

o', *fig.* 14, chapiteau en fer pour résister à la pression.

p', brides du cylindre, et vis de pression.

q', *fig.* 3 *et* 7, grand cylindre ayant la même hauteur que les petits cylindres, et une capacité double. Son diaphragme, son tuyau d'introduction de la vapeur, son robinet pour l'extraction de la gélatine, son couvercle, son chapiteau et la bride, sont semblables aux parties analogues des petits cylindres.

r', partie supérieure du serpentin qui fournit de l'eau bouillante pour les usages de la cuisine.

s', tuyau amenant au robinet *t'* l'eau chauffée dans la partie supérieure du serpentin.

t', robinet de sortie de cette eau.

u', partie inférieure du serpentin fournissant aux chaudières de l'eau échauffée.

v', soupape d'introduction de la boîte du flotteur ouvrant en dedans.

x', tuyau d'introduction de l'eau du réservoir ; ce réservoir est placé à une hauteur calculée sur la pression.

y', tuyau du départ de l'eau qui se rend dans les chaudières.

z', tuyau d'introduction de la vapeur dans la capacité de la boîte du flotteur, pour maintenir l'équilibre dans la pression. L'eau condensée dans les tuyaux de plomb se rend dans cette même boîte; cette précaution est essentielle pour n'avoir pas de plomb dans la dissolution.

Je brise, à la Monnaie des médailles, les os dans la boîte, *fig.* 27, au moyen de la pression du balancier. Ce moyen pourrait être également appliqué aux usines qui ont des presses hydrauliques ou autres moteurs capables de produire de fortes compressions.

Il est très important que les os soient concassés en très petits fragmens. Cette préparation accélère et facilite l'extraction de la gélatine. Dans les établissemens où l'on n'a pas à sa disposition un moteur pour concasser les os, on peut se servir d'un tas et d'un maillet garnis en fer, et remplacer le manche du maillet par un grand bras de levier qu'on ferait mouvoir comme celui d'un martinet. On peut aussi employer la batte à ciment ou un mortier et son pilon, en ayant soin de l'envelopper d'une toile pour empêcher les éclats d'os de se répandre au loin; un mouton ou un moulin faisant marcher deux cylindres cannelés entre lesquels les os sont broyés, etc. Il faut, en général, éviter de produire de la chaleur par des coups trop répétés, parce qu'alors les os contractent un goût d'empyreume; on doit les humecter pendant l'opération.

BIBLIOTHÈQUE ROYALE

Imprimerie de Madame HUZARD (née Vallat la Chapelle), rue de l'Éperon, n°. 7.

Pl. 336.

Appareil pour extraire la gélatine des os par la vapeur, et pour
alimentaires, par Mrs. C. de Puymaur

Fig. 1.

Fig. 2.

Fig. 3.

Fig. 4.

Fig. 5.

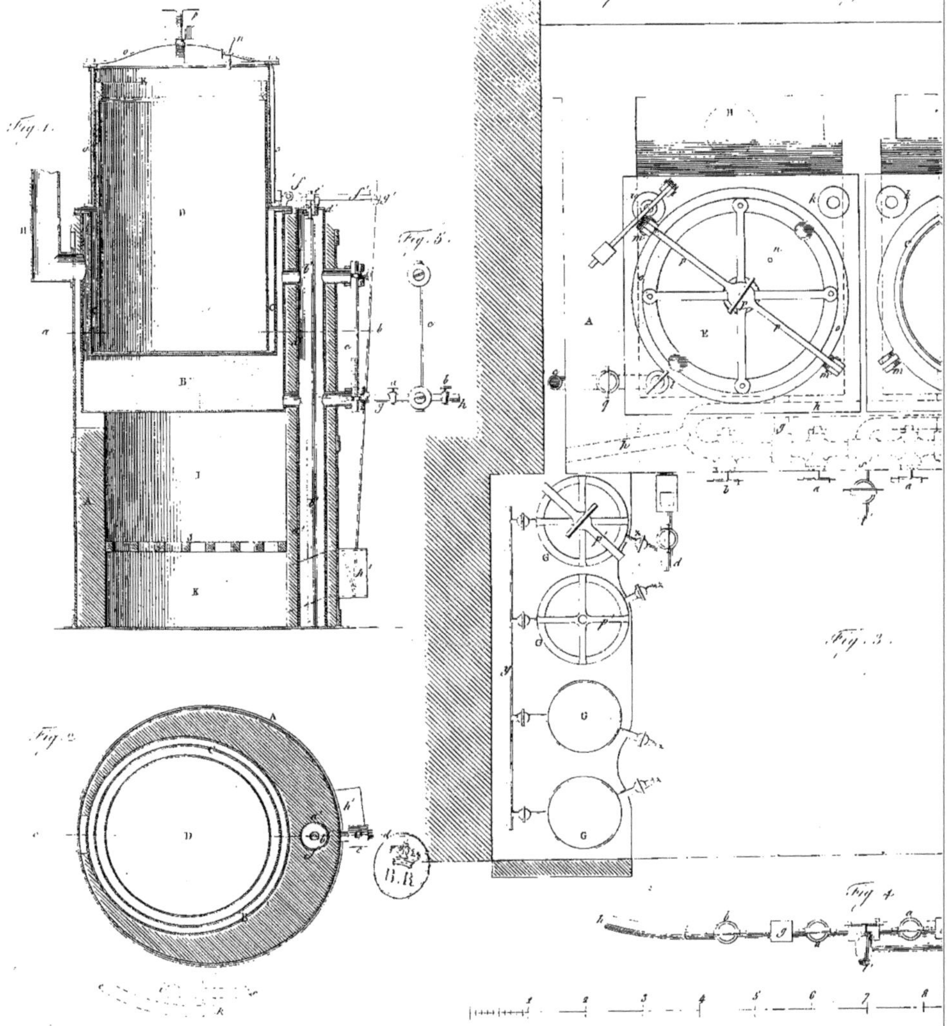

B.R

...réparer des substances

...o.

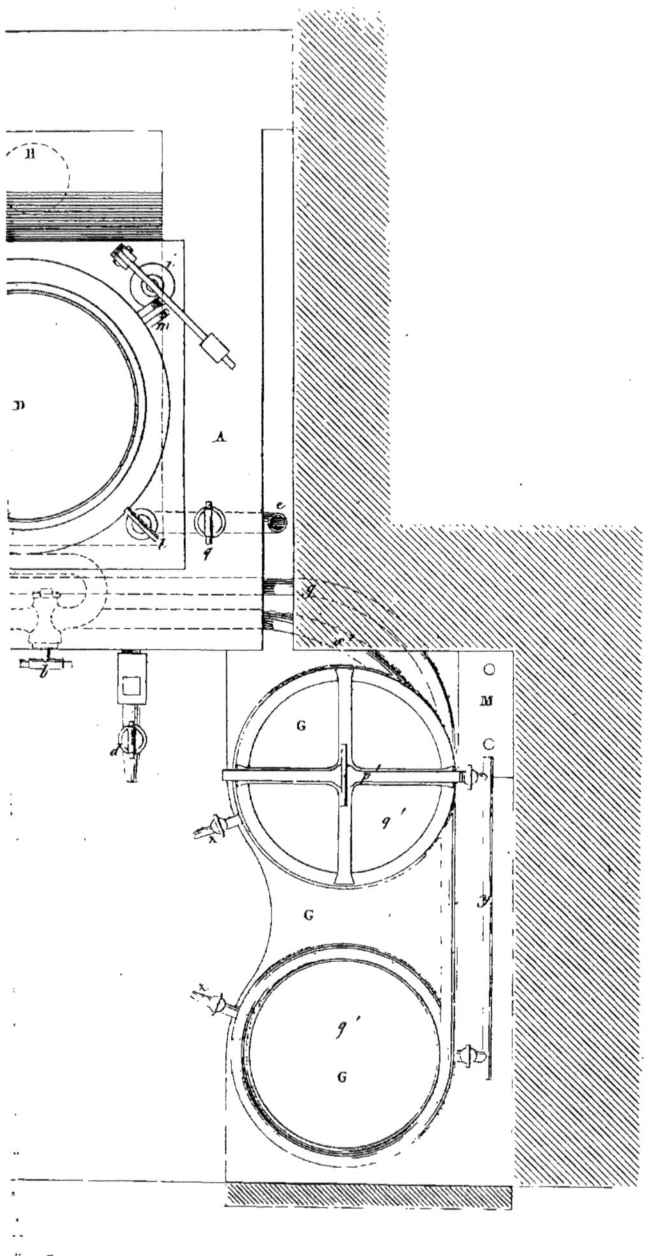

Leblanc del. et sculp.

Coupes et élévation de l'appareil pour extraire la gélatine des os et p[...]
substances alimentaires, par M.r J. de Puymaurin.

Fig. 6.

Fig. 10.

Fig. 9.

Fig. 8.

Echelle des Fig. 6 et 7.

1 2 3 4 5 6 7 8 9 10 Décimètres

Echell[...]

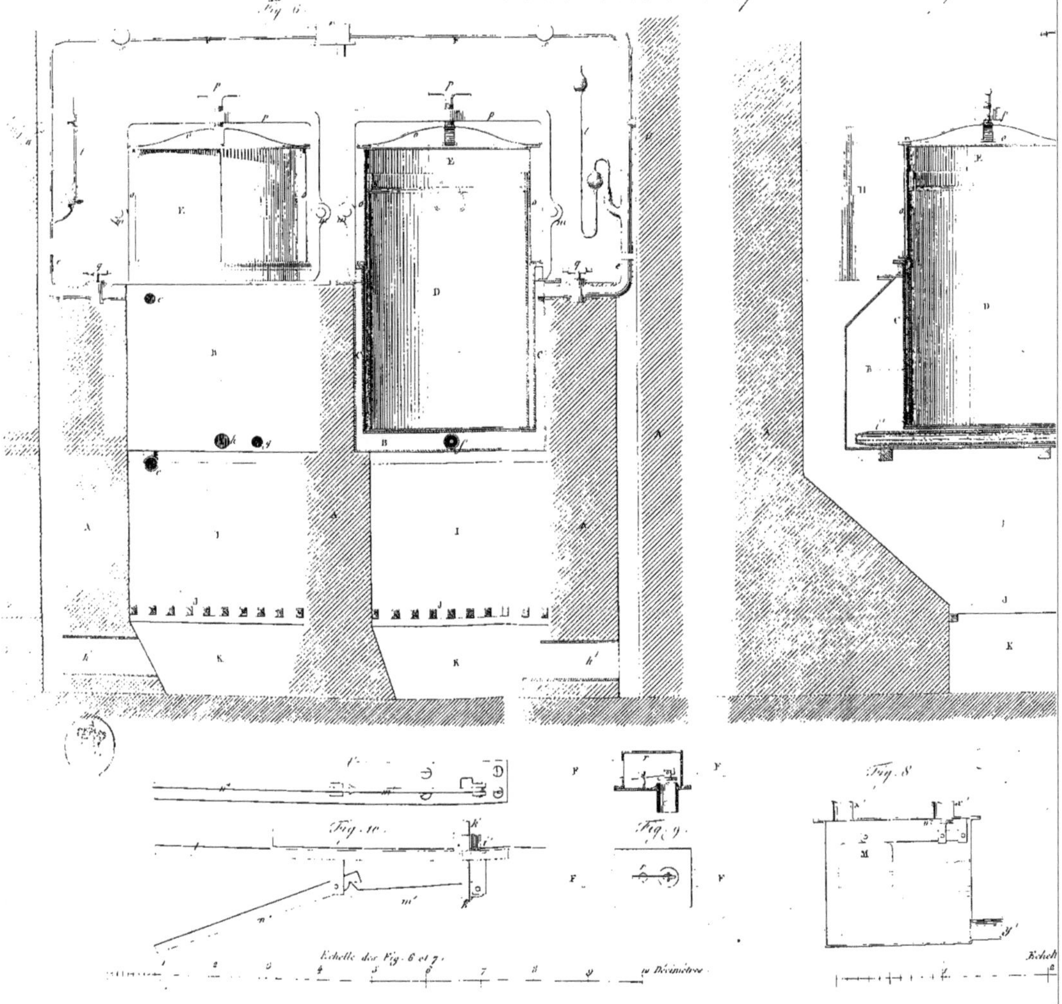

préparer des

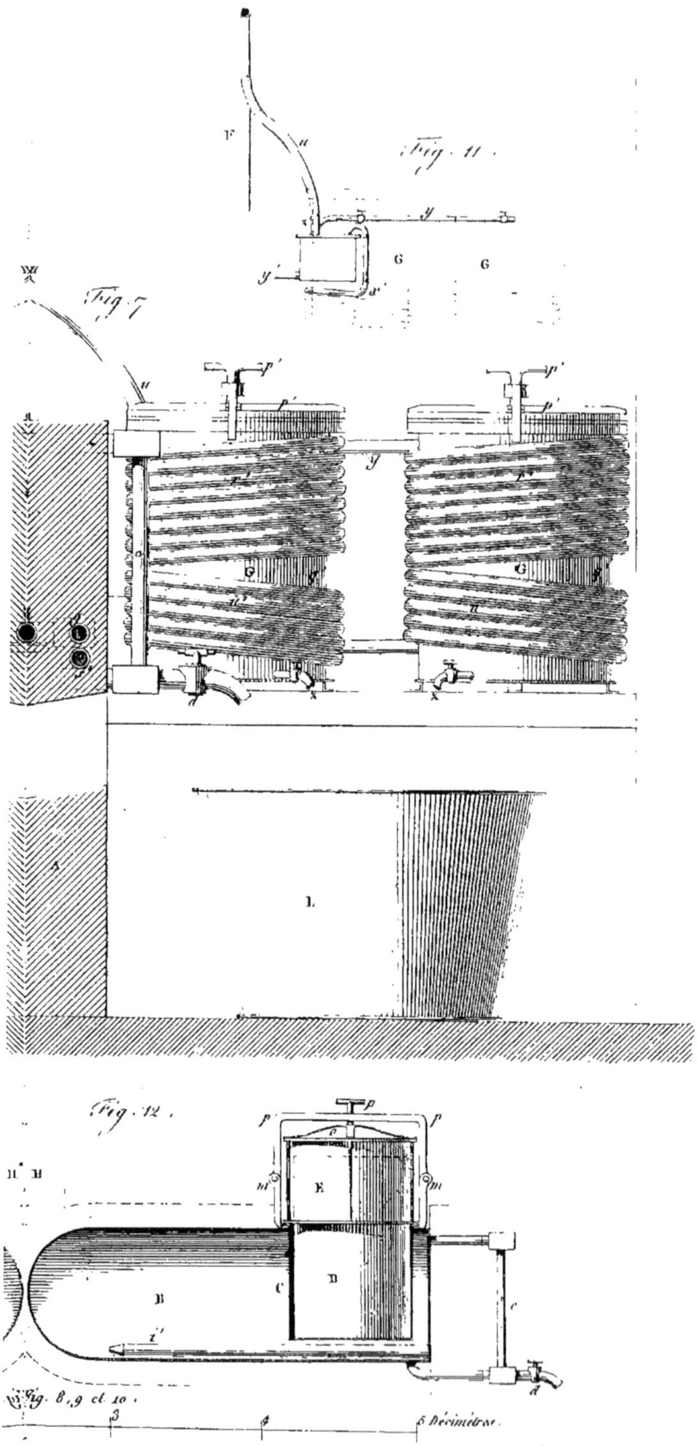

Fig. 11.

Fig. 7.

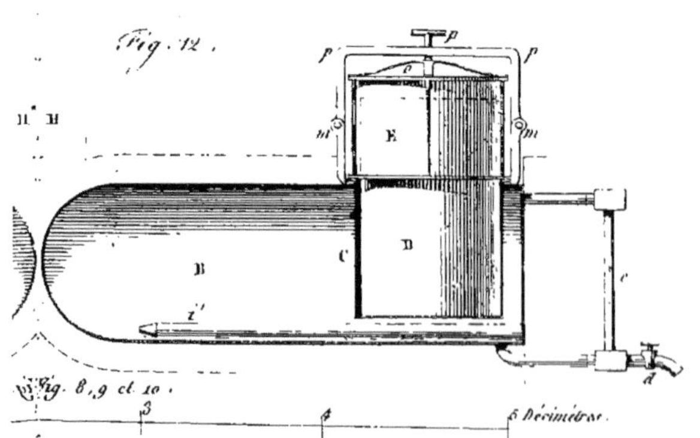

Leblanc del. et sculp.

Pl. 388.

Détails de l'appareil pour extraire la gélatine a
des substances alimentaires, par M.r de

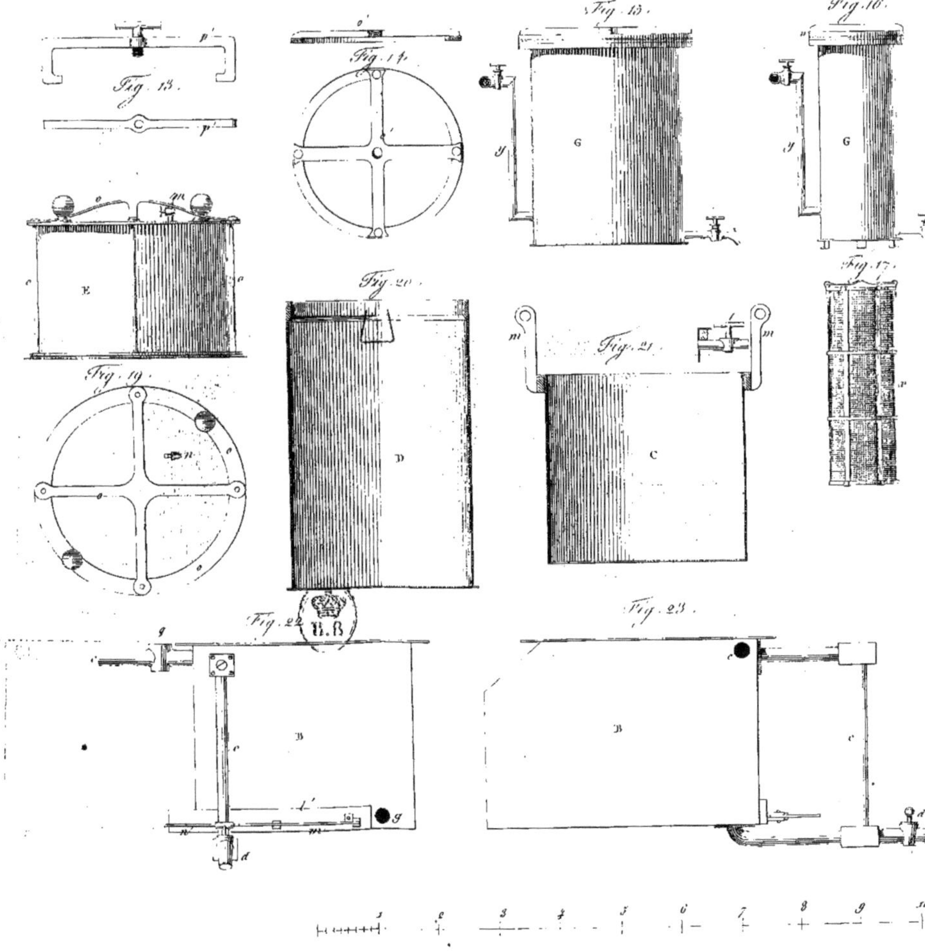

..., et pour préparer
...ymaurin.

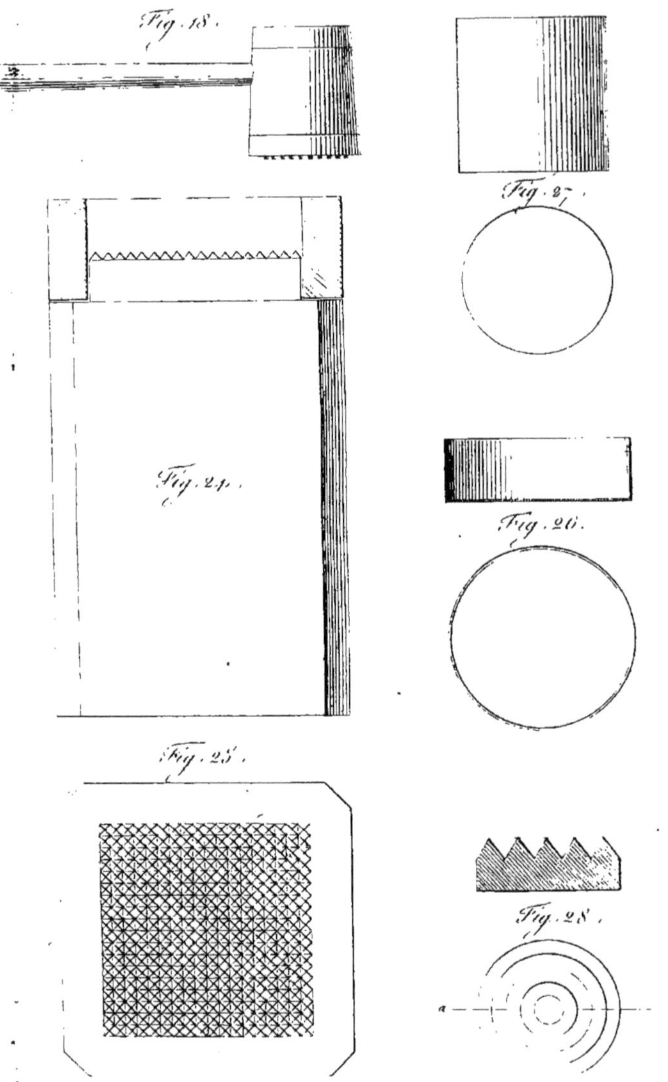

...ntres.

Leblanc del. et sculp.